40세부터 먹어서는 안 되는 병에걸리는 음식

40세부터 먹어서는 안 되는 병에 걸리는 음식

초판 1쇄 인쇄 2016년 3월 21일
초판 1쇄 발행 2016년 3월 25일

지은이 미나미 기요타카
옮긴이 박재현
펴낸이 양동현
펴낸곳 아카데미북
출판등록 제 13-493호
주소 136-034, 서울 성북구 동소문로13가길 27
전화 02) 927-2345 팩스 02) 927-3199

ISBN 978-89-5681-162-8 / 13510

* 잘못 만들어진 책은 구입한 곳에서 바꾸어 드립니다.

www.iacademybook.com

이 도서의 국립중앙도서관 출판시도서목록(CIP)은
e-CIP홈페이지(http://www.nl.go.kr/ecip)와 국가자료공동목록시스템(http://www.nl.go.kr/kolisnet)에서
이용하실 수 있습니다. CIP제어번호 : CIP2016005885

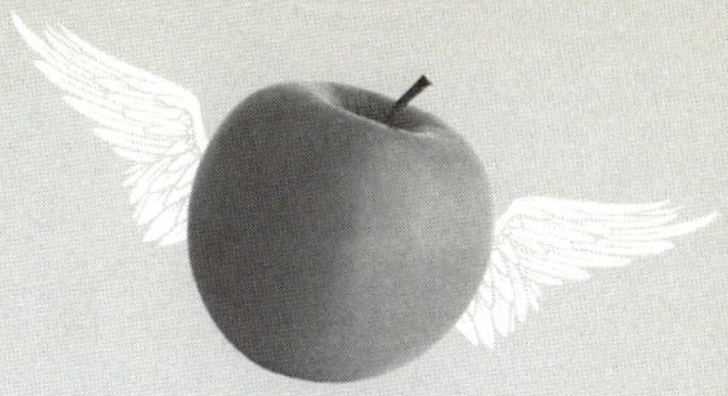

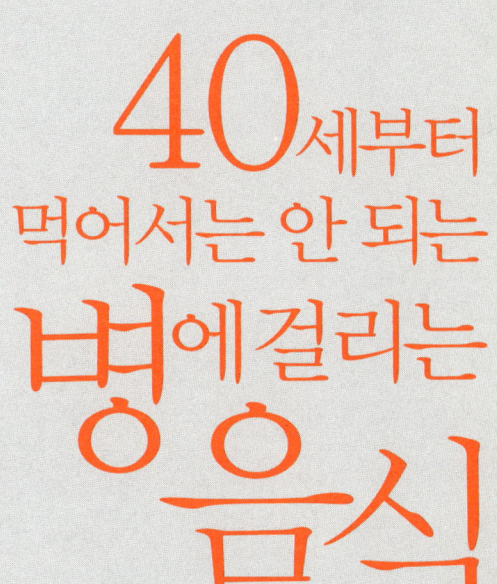

40세부터 먹어서는 안 되는 병에 걸리는 음식

미나미 기요타카 지음 | **박재현** 옮김

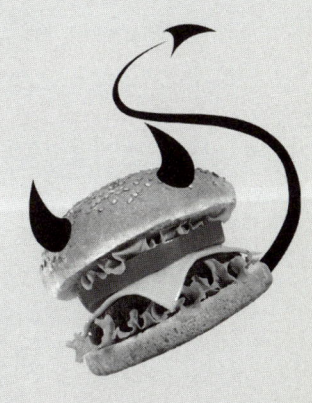

아카데미북

들어가는 글

유행하는 온갖 다이어트 방법은 다 따라하다가 지쳐서 다시는 하지 않겠다고 진저리를 치다가도, 새로운 방법이 등장하면 다시 시도하게 된다. 오늘날 '날씬해지고 싶다', '체중을 줄이고 싶다'라는 바람을 가진 사람은 끊이지 않는다.

어찌 보면 참 살기 좋은 세상이다.

전쟁이 끝나고 식량난에 힘겹게 보릿고개를 넘기면서도 우리는 고도의 경제 성장을 이루었다. 이제 굶어 죽을지도 모른다는 걱정을 하는 사람은 거의 없다. 오히려 배불리 먹어 비만으로 인한 질병을 걱정할 정도로 식생활이 풍요로워졌다.

최근 70년간 일본과 한국에서는 많은 것을 공업 제품화하여 대량 생산하고 경제력을 키우는 데 매진해 왔다. 그리고 그것은 대량 소비로 이어졌다. 그에 대한 옳고 그름의 판단은 일단 제쳐두자. 그 시대로서는 급격한 인구 증가에 대응하기 위한 최선의 선택이었을 것이었을 테니 말이다.

그리고 이제 우리 사회는 인구가 감소하기 시작했고, 초고령화 시대에 접어들었다.

앞으로 사람들은 무엇을 추구하며 살아갈까. 지금껏 그래 왔던 것처럼 계속해서 대량으로 생산된 획일적인 제품에 만족할 것인가? 아마도 그렇지는 않을 것이다. 매일 우리가 먹는 먹을거리가 자신의 건강 수준과 직결되어 있다는 사실을 깨닫기 시작한 사람이 적지 않기 때문이다.

'식사'란 약 50종류나 되는 필수 영양소와 약 5,000종류에 이르는 식물 영양소라는 2가지 다른 그룹의 영양소를 각각 빠짐없이 또한 과부족 없이 섭취하는 행위다. 이러한 기본적인 조건이 충족되어야 비로소 가족의 단란함, 친구와의 약속, 동료와의 업무 진행 등이 원활하게 이루어질 수 있다.

상황에 따라서 식사의 효용도 조금씩 바뀌었다. 기껏 먹은 음식이 신체 내부에서 좋은 작용을 해 주지 않는다면 전혀 의미가 없다. 아니, 오히려 식사를 하지 않는 게 나았을 거라고 말하는 경우도 있다.

우리 몸은 회복 기능을 갖고 있어서 그리 간단히 위험이나 말썽에 무릎을 꿇지 않는다. 우리 인생 자체가 그런 것들의 연속이고, 오히려 그런 것이 전혀 없다면 인생은 따분하고 의미조차 사라질 것이다. 수많은 위험이나 문제를 해결하고 극복해 냈을 때, 비로소 인생의 즐거움이나 묘미, 가치를 깨닫는다. 또한 이러한 것들을 해결한 뒤에는 그 보상으로 배움도 얻을 수 있다.

우리 몸에 이미 갖춰진 회복 기능을 충분히 가동하기 위해서는 이를 위한 준비가 되어 있어야 하는데, 그 준비의 첫걸음이 식사다. 먹은 것이 바로 우리 몸이 된다.

이 책을 통해서 나는 현대를 살고 있는 우리의 식생활의 실상에 대해 독자 여러분과 함께 생각해 보고자 한다. 70년이라는 짧은 세월 동안 이토록 극적으로 식사 구성의 변화를 겪어 온 민족은 인류 역사상 매우 드물다. 극단적으로 표현하자면, 국민 전원이 인체 실험에 참가한 꼴이다.

어떤 결말이 기다리고 있을지는 아직 아무도 모른다. 하지만 우리 몸에 이미 그 영향이 조금씩 나타나기 시작했다. 그 현상 중 하나가 바로 의료비의 폭등이다.

독자 여러분이 '생명의 질', 달리 말해 '인생의 질'을 높이기 위한 가장 빠르면서도 확실하고 구체적인 대책이 '식사의 질'을 높이는 것임을 깨닫기를 바란다.

목차

제3장 _ 안심할 수 없는 가공식품과 첨가물

제4장 _ 배는 부르지만 영양은 부족

제5장 _ 좋은 기름으로 노화 속도를 늦춰라

제6장 _ 소금에 관한 거짓과 진실

제7장 _ DNA는 변하지 않는다

제8장 _ 패스트푸드는 자멸의 길

일러두기

이 책은 일본어 원문 번역에 충실했으나, 독자의 이해를 돕기 위해 우리나라의 현실 통계를 일부 추가하고 글자 색을 엷게 표현했습니다.

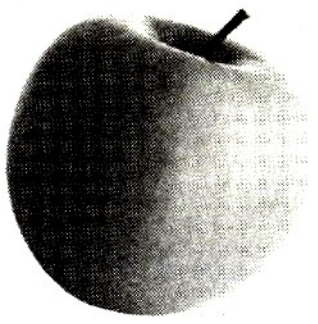

제1장

3명 가운데 1명은 당뇨인 시대

믿을 수 없는 당뇨병 수치

2015년 일본 후생노동성은 '국민 5명 가운데 1명이 당뇨병 또는 그 위험군'이라고 '당당히' 발표했다.

당뇨병 환자는 세계적으로도 폭발적인 증가세를 보이고 있다. 국제당뇨병연맹IDF ; International Diabetes Federation에 의하면, 2014년 기준 환자 수는 3억 8,670만 명으로, 세계 인구의 8.3%에 이른다고 한다. 대책을 마련하지 않고 이대로 둔다면 2035년에는 환자 수가 5억 9,000만 명을 넘게 되고, 증가율은 선진국이 20%, 개발도상국은 69%에 달할 것이라고 예측했다. 또한 1억 1,390만 명이나 되는 당뇨병 환자를 끌어안고 있는 중국이 세계 제일의 '당뇨병 대국'이라고 밝혔다.

그렇다면 한국은 어떤 상황일까? 보건복지부와 질병관리본부

일본의 '당뇨병'과 '당뇨병 예비군'은 총 2,050만 명(2012년)

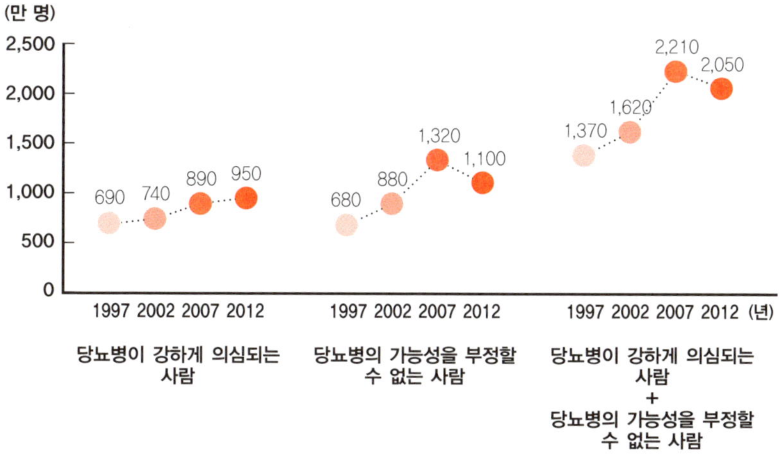

출처 : 2012년 국민 건강 · 영양 조사 결과(일본 후생노동성)

가 발표한 〈2014 국민건강통계〉에 따르면, 2014년 30세 이상 성인의 11.1%가 당뇨병 환자로 파악되었다. 이는 30세 이상의 성인 9명 가운데 1명이 당뇨병 환자에 해당한다는 말이다. 남녀 비율로 보면 남자는 전체의 13.5%, 여성은 8.8%로 남성이 훨씬 더 많았다. 더 큰 문제는 향후 당뇨병으로 진행할 가능성이 매우 높은 당뇨병 전 단계Pre-diabetes 상태의 고위험군에 속하는 공복혈당장애 인구가 30세 이상 성인의 25%에 이른다는 것이다. 당뇨병 및 당뇨병 전 단계를 합치면 30세 이상 성인 3명 가운데 1명이 당뇨병 또는 잠재적 당뇨 고위험군에 속했다.

지금은 성인병(생활습관병) 가운데 하나라는 불명예를 얻었지만, 과거에는 '사치병'이라고 불리며, 물질이 풍족한 부자들이나 걸리는 병으로 생각하던 시절도 있었다. 그런데 최근에는 이 병이 빈곤층에서 더 많이 발생해서 사회적 문제가 되고 있다. 즉 당뇨병 환자가 많은 국가는 국민의 생활수준에 문제가 있다고 볼 수 있다.

중국과 일본을 동일한 무대에 올려 단순 비교하는 일은 쉽지 않다. 하지만 500명의 사람을 한군데 모아 놓았을 때, 그 가운데 100명이 당뇨병 또는 그 위험군이라는 사실은 누가 봐도 이상한 일이다. 당뇨병은 그리 간단히 걸리는 병이 아니다. '5명 중 1명'이라는 발병률 수치는 상당히 믿기 어려운 결과다.

이뿐만이 아니다. 대표적인 성인병인 '암'에 걸리는 비율이, 평생 동안 남성은 60%, 여성은 45%인 나라가 일본이다. 국민 3명 가운데 1명은 암으로 죽고, 사망 원인의 1위도 암이다. 암으로 죽는 국민이 압도적으로 많은 나라 일본. 이 엄연한 사실을 무엇보다도 진지하게 받아들여야만 한다.

덧붙여, 일본 국민 2명 가운데 1명은 알레르기 질환을 가지고 있다. 이것도 다른 국가와 단순 비교하기는 어렵지만, 국민의 절반이 알레르기 질환을 가지고 있다니 상황이 심상치 않다. 게다가 그것도 특정 물질과 관련된 알레르기가 아니라 일상생활 속 물질이나 식재료와 관련된 알레르기 증상이다.

이것은 우리의 **생활습관**에서 비롯된, 건강하지 못한 현실이다. 그 결과로 소비되는 의료비만 연간 40조 엔에 육박한다.

2014년 통계에서 40조 엔을 훌쩍 넘을 것이라고 예상한 국가 의료비를 인구수로 단순히 나누면, 연간 1인당 의료비는 약 30만

엔이다. 2인 가족이라면 60만 엔, 4인 가족이라면 120만 엔이다. 일본은 지금 국민 한 사람이 연간 평균 30만 엔을 의료 분야에 쏟아 붓는 나라가 되어 버렸다.

한편 엥겔 지수Engel's coefficient는 점차 내려가는 경향을 보인다. 엥겔 지수란 가계 지출 중 차지하는 식비의 비율로, 1857년 독일의 사회통계학자 에른스트 엥겔Ernst Engel, 1821~1896이 고안해 낸, 생활수준을 추량推量하는 지표 가운데 하나다.

엥겔은 가계 지출을 조사한 결과 저소득 가계일수록 식료품비가 차지하는 비율이 높고, 고소득 가계일수록 식료품비가 차지하는 비율이 낮음을 발견했다. 식료품은 소득의 높고 낮음에 관계없이 기본적인 소비량이 있는 동시에 어느 수준 이상은 소비할 필요가 없는 필수품이다. 고소득 가계든 저소득 가계든 일정한 금액을 식료품비로 지출한다. 소득이 증가한다고 해서 식료품비도 정비례하는 것은 아니다. 따라서 엥겔 지수는 소득수준이 높아짐에 따라 점차 감소하는 경향을 보인다. 일반적으로 엥겔 지수가 0.5 이상이면 후진국, 0.3~0.5이면 개발도상국, 0.3 이하면 선진국이라고 한다.

엥겔 지수가 낮을수록 생활수준이 높다고 보는데, 세계 대전 직후에 60%대였던 엥겔 지수가 지금은 20%대로 낮아진 것은 그만큼 삶이 풍요로워졌다는 의미다. 그런데 뜻밖에도 최근 몇 년간 일본의 **빈곤율**은 오히려 증가하는 추세다.

소득이 국민 평균치의 절반 미만인 사람의 비율을 빈곤율이라고 하는데, 2014년에 후생노동성이 실시한 '국민 생활 기초 조

상대적 빈곤율의 추이

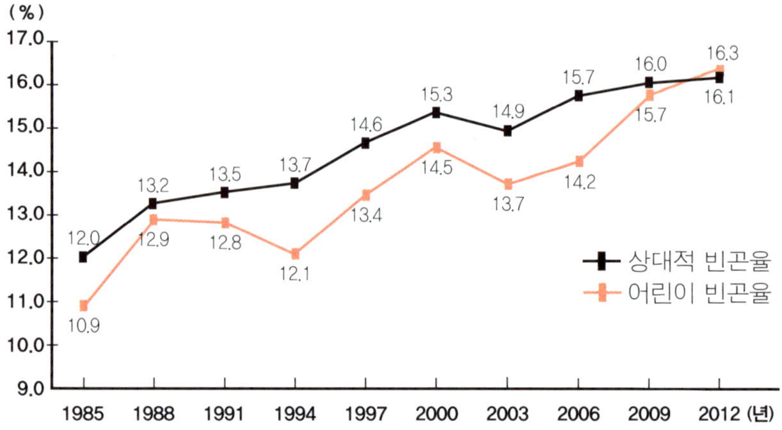

출처 : 후생노동성(2011~2014) 〈2010년 · 2013년 국민 생활 기초 조사 결과 개요〉

사'에 의하면, 일본의 상대적 빈곤율은 16.1%로, 과거 최악의 수치를 갱신했다. 이것은 국민 6명 가운데 1명이 상대적 빈곤자로 분류됨을 의미하는 것으로, 34개 OECD 회원국의 평균 수치인 11.3%를 크게 웃돈다.

2000년대 중반 실시했던 OECD 조사에 따르면 일본의 빈곤율(중위소득의 절반에 못 미치는 인구의 비율)은 14.9%(34개 회원국 가운데 멕시코 18.5%, 터키 17.5%, 미국17%에 이어 4위)였고, 앞으로도 점차 빈곤이 진행될 것으로 예상된다. 실제로 2015년 기준 일본의 빈곤율은 사상 최고인 16%다. 한국은 15.2%로 8위를 차지한다.

대체 지금 무슨 일이 벌어지고 있는 걸까.

성인병, 정말 이대로 괜찮은가

앞에서 말한 수치를 보면 아무래도 심상치 않은 사태가 진행되고 있는 듯하다. 이쯤에서 다음과 같은 질문을 던진다.

'이런 불안한 현실 속에서 과연 나아갈 길을 제대로 찾을 수 있을까?'

지금 우리는 어디에서 길을 잘못 든 것일까. 이대로 계속 가다 보면 그 끝에 놓인 미래는 상상하는 것만으로도 두려워진다. 그래서인지 많은 사람들이 오히려 눈을 질끈 감고 현실을 외면하면서 무턱대고 앞으로 나아가는 선택을 하고 있는 것일지도 모른다.

하지만 우리가 처해 있는 현재 상황에 조금이라도 걱정이 든다면 이대로 수수방관할 수는 없다. 우리의 미래 역시 과거부터 현재까지의 연장선상에 놓이게 된다는 사실을 직시해야 할 것이다. 수치들이 보내는 위험 신호에서 우리의 어두운 미래를 분명하게 감지해야 한다.

알면서도 이대로 나아갈 것인가 아니면 지금이라도 올바른 방향으로 나아가기 위한 전환을 꾀할 것인가.

지금부터 어떤 길을 선택하고, 미래를 어떤 식으로 만들어 낼지는 과거도 미래도 아닌 현재의 우리에게 달려 있다.

이런 사실을 잘 알면서도 어떻게 방향 전환을 해야 할지 그 방법을 몰라서 전전긍긍하는 사람도 있을 것이다. 의문을 품고 가만히 지켜볼 수밖에 없는 것이 실상일지도 모른다.

일본의 후생노동성은 당뇨병을 비롯한 성인병을 타개하기 위한 구체적인 방법에 대해서는 전혀 언급하지 않는다. 결국 국가 차원에서 새로운 방향으로 전환하기 위한 대책을 내놓지 못하고 있는 것이다.

애당초 성인병을 의술로 고친다는 발상 자체가 억지스럽다. **성인병의 원인은 생활습관**이다. 생활습관을 바로잡지 않은 채 거기서 초래된 병을 고치는 일은 어떤 명의라도 불가능하다.

'성인병은 생활습관이 만든다.'

이 당연한 사실을 깨달았다면 한 사람 한 사람이 자신의 생활습관을 바꾸는 수밖에 없다. 적어도 '5명 가운데 1명은 당뇨병 또는 그 위험군'(한국은 성인 3명 가운데 1명)에 해당하는 사람들은 건강을 되찾기 위해 스스로 생활습관을 개선하는 데 힘을 쏟아야만 한다.

잘못된 식습관이 병을 키운다

그렇다면 생활습관이란 구체적으로 무엇을 가리키는 것일까. 우리의 일상 습관 중에서도 가장 큰 부분을 차지하고 건강과 직결되는 것이 '**식습관**'이다.

과도한 음주나 흡연, 수면 부족이 우리 몸에 나쁜 것은 당연하므로 이를 개선하는 데에는 관심이 많았다. 하지만 눈앞에 보이는 원인에 가려져 평소의 식사가 신체에 미치는 영향의 중대성에 대해서는 의외로 경시하는 경향이 있었다.

일찍이 1970년대에 미국 상원 영양문제특별위원회에서는 성인병에 따른 의료비의 증대가 재정을 위협하자 질병이 감소하지 않는 원인을 찾기 위한 대대적인 조사를 벌여 5,000페이지에 달하는 〈맥거번 보고서〉를 발표했다. 위원장이던 조지 맥거번 상원의원의 이름을 딴 이 보고서에서, 1977년 당시 이미 암, 심장병, 뇌졸중과 같은 성인병은 현대의 식생활이 원인이 되어 일어나는 '**식원병**食原病'임을 밝혔다. 처음으로 **식사와 질병의 관계**가 공식적으로 밝혀진 획기적인 보고였다.

당시 민주당의 부통령 후보이기도 했던 조지 맥거번은 이 보고서에서, 수많은 만성병은 육식 중심의 잘못된 식생활에서 초래된 식원병으로, 약물로는 고칠 수 없다고 결론을 내렸다. 덧붙여 미국인은 성인병의 근원인 지금까지의 식습관을 멈추고 채소 중심의 식생활로 고쳐야 한다고 지적했다. 또한 곡류를 주식으로 하고 콩류, 채소류, 해조류, 여기에 작은 생선이나 조개류를 약간 곁들이는 근대 이전의 한국, 일본 등지의 식사가 인류의 이상적인 식사라고 강조했다. 이와 같은 보고로 축산업자들의 원성을 산 맥거번은 결국 실각하고 말았다.

하지만 이익집단의 강한 반발에도 불구하고, 그로부터 약 40년의 세월이 흐르는 동안 미국은 국가 차원에서 식생활 개선에 꾸준히 힘써 왔고, 그 결과 최근 20년 동안 암으로 인한 사망률이 20% 감소했다.

맥거번이 이 보고서를 발표할 당시 일본인의 **평균수명**은 세계 제일이었다. 이후에도 남녀 모두 착실하게 평균수명을 늘려 왔다. 반면 '**건강수명**'이라 불리는 수치는 오히려 낮아졌다. 평균수명에서 건강수명을 빼면 남성은 9년, 여성은 12년이라는 수치가 나온다.

이 자료는 일본인 대부분이 장수는 하지만 **인생의 마지막 10년 전후를 건강하지 못한 상태로 보낸다는 것**을 의미한다. 사회에 공헌하며 건강하게 사는 기간은 우리 자신이 생각하는 것보다 짧을지도 모른다.

그런데 문제는 우리가 현역에서 물러난 뒤 병에 걸려 앓아눕게 되었을 때, 지금과 같은 의료 혜택을 받을 수 없을지도 모른다는 사실이다. 지금도 연간 40조 엔에 해당하는 국민 의료비의 약 55%를 65세 이상의 고령자가 사용하고 있는데, 앞으로 그 비율은 더욱 올라갈 전망이다. 하지만 의료비를 부담해야 할 젊은이의 수는 줄고 있다. 고령화로 치닫는 일본에서는 노동 인구가 더욱 줄어서 격감한 젊은 층이 급증한 고령자를 부양해야 하는 시대가 찾아오고, 지금 수준의 의료를 기대할 수 없을 것이다. **나이가 들어도 병에 걸릴 수 없게 됐다.**

'나는 당뇨병이 아니니까 괜찮다.'라고 말할 수도 없다. '국민 5명 가운데 1명이 당뇨병 또는 그 위험군'이라고 할 때, 다가올 미래가 정말로 무섭다. 국가 차원에서 당장 긴급 사태를 선포해도 모자랄 정도다. 우리 모두는 이 사태를 심각하게 여겨야 한다.

우리는 신체 구조상 본디 좀 더 오랫동안 건강하게 지낼 수 있는데도 실제는 그렇지 못하다. 그 주요 원인이 평소 뭘 먹는지

평균수명과 건강수명의 추이

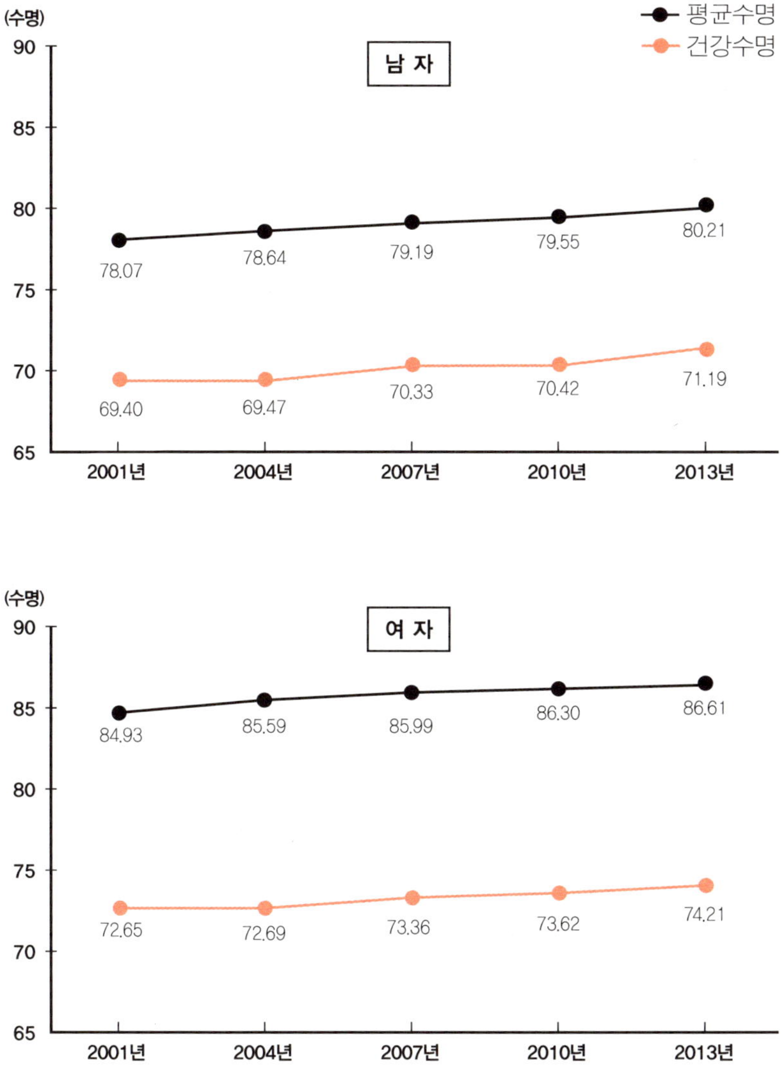

출처 : 후생과학심의회 〈건강 일본21(제2차) 추진전문위원회〉(2014년)

에 따른 것이라면 지금 당장 그 '식사'를 돌아보고 개선하기 위한 실질적인 행동을 해야 한다. 이제부터 '식사'라는 관점에서 문제점을 구체적으로 설명하고 해결책을 제시하려 한다.

원인은 설탕만이 아니다

먼저 당뇨병에 대해 떠올려 보자.

당뇨병이 무서운 것은 대개의 경우 당뇨병으로 인해 다양한 합병증이 일어나기 때문이다.

당뇨병이라는 것은 체내에 일어나는 작은 염증의 오합지졸이라고 생각하면 이해하기 쉽다. 몸 이곳저곳에 작은 염증이 생긴 상태로, 각각의 염증에는 통증이 없는데다 붓지도 않고 발적 같은 증상도 나타나지 않는다. 따라서 본인은 이상을 자각하지 못한다.

자각하지 못한 상태에서 염증이 잦아들지 않으면 이윽고 뇌, 간장, 신장, 췌장이라는 중요한 장기의 질병으로 이어진다. 당뇨병은 중대 질병으로 가는 첫걸음이기에 절대 그대로 방치해서는 안 된다.

흔히들 당뇨병의 원인을 단순하게 단것의 과잉 섭취라고 생각하기가 쉬운데, 사실은 그것만이 전부가 아니다. 원인은 크게 3가지로, 이것들이 각각 연동한다.

그 3가지는 첫째 '**삼백**三白 **식품**', 둘째 '**트랜스 지방산**', 셋째가

'**크롬 부족**'이다.

여기서 '삼백 식품'이라고 부르는 것은 ① **흰쌀**, ② **정제된 흰 밀가루**, ③ **정제된 흰 설탕**이다. 이 삼백 식품이 나쁜 이유는, 체내에 들어오자마자 급격히 혈당치를 올리기 때문이다. 혈당치가 급격히 올라가면 우리 몸은 여러 가지 반응을 일으키는데, 그 결과 중 하나로 당뇨병에 가까운 생체 반응이 일어난다.

당뇨병은 어떤 의미에서 현대의 '식사'가 지닌 부정적인 면을 여실히 비추는 거울 같은 질병이다. 이 3가지의 커다란 원인을 파헤치면 우리가 지금 먹고 있는 식사에 감춰진 여러 가지 문제점이 민낯을 여실히 드러낼 것이다.

앞으로 당뇨병의 3대 원인을 실마리로 하여, 우리가 먹고 있는 '식사'에서 어떤 점이 나쁘고, 그것을 어떻게 해결하면 좋을지에 대해 알아보자.

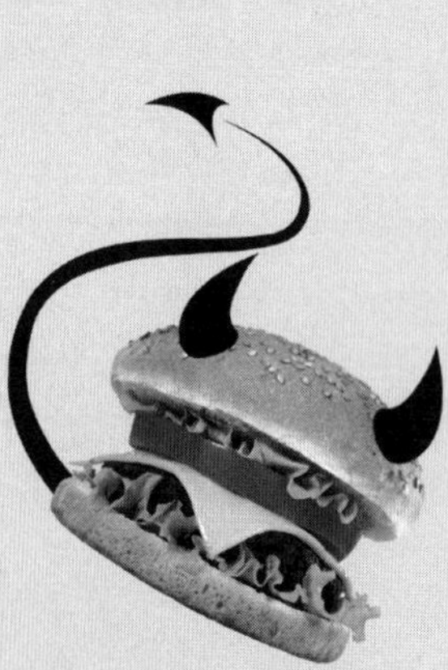

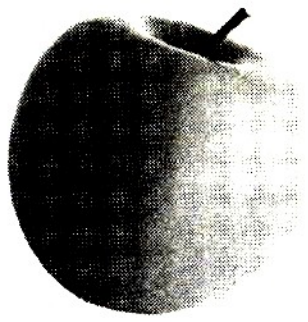

제2장

설탕의 저주

먹으면 안 되는 '삼백 식품'

손만 뻗으면 닿을 곳에 너무나도 흔하게 있어서 당연하게 먹고는 있지만 사실 먹어서는 안 되는 음식이 몇 가지 있다. 그 가운데 대표적인 것이 '삼백 식품' 즉 흰쌀, 흰 밀가루 등의 정제된 탄수화물과 흰 설탕이다. 이것들은 **단순 탄수화물**이라고 불리는 물질로, 열량은 있지만 비타민이나 미네랄 등의 영양소가 전혀 들어 있지 않은 것이 특징이다. 이러한 특징으로 인해 '**빈 열량** Empty calorie'이라고도 불린다.

알코올도 '빈 열량'의 일종이다. 그런데 '빈 열량'이라는 말을 '연소 후 찌꺼기가 전혀 생기지 않는 깨끗한 에너지'라고 잘못 이해하는 사람도 있다. 하지만 '빈'이란 말은 말 그대로 중요한 영양소가 전혀 들어 있지 않은 '텅 비었다'라는 의미로, 신체에 당연히 좋지 않다.

'빈 열량'을 섭취하면 우리 몸에서는 어떤 일들이 일어날까?

오직 열량만을 가지고 있는 '빈 열량'은 포도당으로 분해된 뒤 신체에 흡수되어 혈당치를 올린다. 포도당을 에너지로 바꾸기 위해서는 비타민이나 미네랄과 같은 영양소가 필요한데 영양소가 '비어' 있기 때문에 '빈 열량' 식품을 에너지화하기 위해서는 다른 식품에서 섭취한 영양소를 부지런히 사용하는 수밖에 없다. 그렇게 되면 혈당치를 급격히 높일 뿐만 아니라 영양소도 낭비하게 된다. 이러한 단순 탄수화물은 여기서 그치지 않고 **당뇨병의 제3의 원인인 '크롬 부족'으로 이어진다**.

포도당이 언제든 세포로 들어갈 수 있는 것이 아니다. 포도당이 무조건적으로 세포에 들어가는 것을 막기 위해 세포에는 일종의 문이 달려 있다. 이 문의 자물쇠를 열 수 있는 열쇠가 바로 '크롬'이라는 미네랄이다.

예를 들자면, 섭취한 흰 설탕이 포도당으로 분해되면 세포가 포도당을 받아들이기 위해 설탕에는 들어 있지 않은 크롬을 사용한다. 그런데 다른 식품을 통해 크롬을 충분히 섭취하지 못한 상황에서 크롬이 부족하면 포도당이 세포에 들어가지 못하고 혈액 속에 넘치게 된다.

그렇게 되면 혈액 속에 가득한 포도당은 썩기 시작한다. 위험한 사태가 발생했음을 감지하고 신체에서는 포도당을 소변으로 배출하는 작용이 일어나는데, 이 양이 현저히 많을 때 '당뇨병'이라고 한다.

사실 쌀이나 밀가루 등의 곡물을 정제하지만 않는다면 우리 몸에서 중요한 역할을 하는 크롬을 충분히 섭취할 수 있다. 하지만 정제 과정을 거쳐 흰쌀이나 흰 밀가루가 되면 크롬은 물론 다른 영양소도 거의 유실된 '빈 열량'의 단순 탄수화물로 바뀌고 만다. 단순 탄수화물이 된 곡류는 체내에서 흰 설탕과 동일한 작용을 일으키므로 이를 섭취해서는 안 된다.

우울증과 저혈당의 미묘한 관계

'삼백 식품'을 섭취해서는 안 되는 이유가 더 있다. '삼백 식품'은 소화가 빨라 단시간에 급격하게 흡수되므로 먹자마자 혈당치가 올라간다.

어째서 혈당치가 급격히 올라가면 안 되는 걸까?

인류의 역사는 굶주림의 연속이었다. 식량이 풍부하지 않아 늘 굶주림과 싸웠던 인류가 곡물을 정제해 먹게 된 것은 그리 오래된 일이 아니다. 일상에서 흰 설탕을 자주 먹게 된 것도 최근의 일이다. 오랜 세월 동안 혈당치가 순식간에 오르는 음식을 먹지 않았던 우리 인체는 이렇게 사치스러운 상태에 익숙하지가 않다. 따라서 인간의 몸은 **혈당치가 급격히 올랐을 경우에 대응하는 시스템이 전혀 갖춰져 있지 않다. 인슐린**을 분비해서 혈당치를 낮춘다고는 하지만 어디까지나 긴급 조치에 불과하다. 인슐린은 본래 이와 같은 용도로만 사용되는 것이 아니다.

게다가 혈당치가 가파르게 오르면 인슐린이 다급하게 분비되어 다시 혈당치는 급격히 낮아진다. 하지만 이것은 본래부터 갖추고 있던 시스템이 아니므로 제대로 제어되지 않아 때때로 혈당치를 비정상적으로 낮추곤 한다. 혈당치가 지나치게 내려간 상태가 지속되면 심박과 호흡 모두 정지되어 죽음에 이른다. 따라서 이번에는 다시 황급히 혈당치를 높이려고 한다. 이때 몸을 지키기 위해 **아드레날린**Adrenaline, **노르아드레날린**Noradrenalin이라는 호르몬이 부신 피질에서 분비된다.

인슐린을 분비하는 내장 기관은 췌장이다. 췌장은 다른 장기가 내분비나 외분비 어느 한쪽에 속하는 것에 비해, 유일하게 양쪽의 기능을 모두 가진 특수한 장기다. 혈액 속으로 인슐린을 비롯한 호르몬을 분비하는 것은 내분비 작용이고, 십이지장이 소화효소를 분비하는 것은 외분비 작용이다. 몸 안에서 이 양쪽 일을 도맡아 하는 것은 오직 췌장뿐이다.

혈당치가 완만히 올라가면 인슐린도 조금씩 분비되는데, 급격히 올라가면 어디까지 오를지 예측하지 못하기 때문에 급박하게 많은 양의 인슐린이 분비된다. 그 결과 혈당치는 과도하게 낮아지고, 이번에는 어떻게든 다시 끌어올리려는 작용이 시작된다. 이 상반되는 작용이 반복되면 혈당치가 가파르게 오르내리게 되고, 이에 따라 인간의 감정은 제어하기 어려워진다.

대량의 인슐린이 분비되어 **혈당치가 뚝 떨어진 상태를 '저혈당'**이라고 하는데, 이때 인간의 정신적인 상태는 **우울증 상태와 같다**. 나아가 저혈당일 때 반드시 분비되는 아드레날린이나 노르아드레날린은 정신 상태를 '조躁'로 만드는 작용을 한다. '조'란 감정이 유쾌해지고 자기 확신이 넘치며 주의가 산만하고 침착성이 없는 등의 상태를 말한다. 또한 혈관을 수축시키거나 불안 또는 공포를 증폭하는 작용도 한다.

요즘 우울증 진단을 받는 환자가 증가하고 있다. 그 가운데 진정한 의미에서의 정신 질환이 얼마를 차지하는지는 알 수 없다. 우울증의 원인으로는 오히려 흰 설탕이나 밀가루의 과잉 섭취로 인한 저혈당 또는 아연 부족(다음에 설명할 것인데, 아연이 부족해도 이와 비슷한 증상이 나타난다.) 또는 그 2가지 양상이 복합적으로 작용하는 경우가 훨씬 더 많다.

음식 탓으로 혈당치가 급격하게 오르내릴 때 일어나는 감정은 자연적으로 일어나는 감정과는 전혀 다른 것이다. 최근 감정이 잘 제어되지 않아 발생하는 범죄가 얼마나 많은가. 이해하기 어려운 흉악 범죄가 자주 일어나는 것이 **먹을거리를 원인으로 일어나는 현상이라면 음식으로밖에 해결할 수 없다**.

식을 줄 모르는 '삼백 식품'의 인기

이토록 위험한데도 혈당치를 급격히 끌어올리는 상품은 세상에 넘쳐난다. 일반적으로 어떤 상품이 TV나 신문에 노출되면, 광고를 보는 소비자는 무의식중에 해당 상품을 신뢰하게 된다. '위험할 수도 있다.'라는 의심은 아예 하지 않는다.

그것이 언론 매체 광고의 함정이다.

TV 요리 방송이나 요리책의 레시피를 보면 거의 대부분 설탕을 조미료로 사용한다. 설탕이 들어가지 않는 요리는 찾기 어렵다. 웬만하면 먹지 말아야 할 재료인데 오히려 적극적으로 섭취하려고 든다.

정보가 얼마나 왜곡되어 있는지, 그런 정보에 세뇌당하고 있는 것은 아닌지 돌아봐야 한다.

좋은 식재료로 제대로 요리하면 술 하나로도 충분히 단맛을 낼 수 있다. 어떤 경우에는 맛술조차 사용할 필요가 없다.

WHO(세계 보건 기구)에서도 성인과 어린이 모두에게 하루의 당류(설탕이나 고과당 시럽처럼 탄수화물이 아닌 것) 섭취량을 전체 섭취 열량의 5% 미만으로 제한할 것을 권고한다.

일반적으로 성인은 하루 평균 1,800~2,200㎉를 섭취한다고 하는데, 계산 편의상 2,000㎉라고 한다면 그 가운데 5%는 100㎉가 된다.

캔 커피 한 개에 들어 있는 당분의 열량이 대개 평균 100㎉다. 스포츠 음료는 캔 커피보다 좀 더 높다. 생과일즙이 들어 있지 않은 페트병 주스 혹은 캔 주스에는 그 열량이 더 높아서 1L당 각설탕 20개 분량의 설탕이 들어가 있다. 캔 커피의 6~7배라고 생각하면 된다.

이 가운데 하나만 마셔도 WHO의 하루 권고량을 훌쩍 넘긴다. 일하는 틈틈이 피로를 푼다고 들이키는 음료 한 캔이 혈당치를 급격히 끌어올리고 감정을 크게 흔들어 심한 기복을 만드는 원인이다. 만일 여기에 초콜릿이나 쿠키까지 곁들여 먹는다면 설탕의 섭취량은 더욱 증가한다. 일본인 5명 가운데 1명(한국은 성인 3명 가운데 1명)이 당뇨병 또는 그 예비군이라는 사실과 커다란 연관성이 있다.

한국은 〈2014 국민건강통계〉에 따르면 당류 섭취량이 1998년 7.3g에서 2014년 11.9g으로 증가했으며, 당류로부터 섭취하는 에너지량도 1998년 26.8㎉에서 2014년 43.3㎉로 두 배 가까이 증가했으나 다행히도 섭취 권고 기준 이내였다. 하지만 식품의약품안전처의 〈2010~2012년 우리 국민의 당류 섭취량 분석 결과 발표〉에 따르면 음료, 빵, 과자, 떡, 아이스크림 등의 가공식품을 통한 당류 섭취량은 유아 및 청소년의 경우 권고 기준을 넘었다.

요즘은 회사 건물 안에 음료 자동판매기가 놓여 있는 경우가 많다. 몇 걸음만 걸어가도 곳곳에 편의점이 있다. 그곳에는 각양각색의 청량음료가 보란듯이 진열되어 있다. 무의식중에 습관적으로 이런 것들을 마시고 있었다면 이제부터라도 그만두자.

광고에 낚여 자신의 의지와 무관하게 자동으로 움직이고 있지는 않은지 돌아봐야 한다. 이것이 인생에 긍정적인 보탬이 되는 것이라면 상관없다. 하지만 자각하지 못한 상태로 행동한 결과, 신체는 병들고 인생은 가지 말아야 할 방향으로 흘러가 결국에는 지불하지 않아도 될 고액의 의료비를 지출하게 될지도 모른다. 이 지경에 이르기 전에 반드시 자신을 돌아보자. 무언가에 지배당하는 인생을 보내고 싶지 않다면 말이다.

빈곤한 나라에서 당분 과잉 섭취로 더 많이 죽는다

미국의 보건 지표 평가 연구소가 2010년에 발표한 〈세계 질병 원인 조사 보고서〉에 의하면, 당분을 포함한 음료의 과잉 섭취를 원인으로 한 당뇨병 사망 사례가 세계적으로 13만 3,000명, 심장 질환으로 사망한 사례가 4만 4,000명, 암으로 사망한 사례가 6,000명이었다. 더군다나 그 가운데 78%는 저소득 국가에서 발생했다. 결국 **빈곤한 나라일수록 당분이 든 음료의 과잉 섭취를 원인으로 해서 사망하는 사람이 많다**는 것이다.

선진국이라고 알려진 일본에서도 상대적 빈곤층이 꾸준하게 확대되어 16%를 넘어섰다. 사회가 크게 양극화되는 현상도 빈곤층이 늘어나는 원인 가운데 하나라고 볼 수 있다. 여하튼 빈곤층이 확대되고 있는 것만큼은 확실하다. 이렇게 양극화가 진행되고 있는 나라는 언젠가 저소득 국가나 중소득 국가가 될 수도 있다. 그때도 지금처럼 당분이 든 음료를 계속 섭취했다가는 이 보고서의 데이터 속에 포함될 수밖에 없을 것이다.

그렇다면 왜 당분이 든 음료의 영향은 저소득 국가에서 더 큰 것인가? 이유는 가난해서 먹을 게 없다 보니 균형 잡힌 영양을 섭취하는 대신 설탕만 대량으로 섭취하기 때문이다.

또 다른 연구 결과도 있다. 미국의 프린스턴 대학교에서 실시한 쥐 실험에서, 설탕의 과잉 섭취가 의존증을 불러일으킨다는 결과를 얻었다.

쥐에게 인위적으로 설탕을 대량 섭취하는 습관을 들인 뒤, 설탕을 일정 기간 공급하지 않다가 다시 주는 실험을 진행했다. 설탕을 끊었다가 다시 공급하자, 쥐는 설탕을 얻기 위해 온갖 노력을 아끼지 않았다. 이를 통해 설탕에 대한 의존성이 있다는 사실을 밝혀냈다.

공복 상태의 쥐에게 많은 양의 설탕을 먹이자 뇌 안에서 코카인이나 모르핀, 니코틴과 같은 의존성 약물에 반응할 때와 똑같은 신경 화학 반응이 나타났다. 그 뒤로 설탕의 섭취량은 급격하게 증가했다. 더욱이 놀라운 것은, 설탕의 공급을 끊자 쥐가 알코올을 갈구하고 알코올 섭취량을 점점 늘린다는 사실이었다. 이것은 결국 설탕을 다량 섭취함으로 인해 뇌 기능에 이상이 발생했음을 보여 준 것이다. 동물 실험이 인간에게 그대로 적용되는 것은 아니지만, 비슷한 반응을 일으킬 가능성을 배제할 수는 없다. 신중하게 참고할 만하다.

힘든 일을 한 뒤에 지친 뇌를 달래기 위해 초콜릿을 먹는 사람이 있다. 뇌의 에너지원은 포도당이므로 뇌를 사용해서 에너지를 소비했을 때에 포도당을 보충하는 것은 옳은 일이다. 하지만 그렇다고 해서 설탕이 듬뿍 들어간 초콜릿이나 청량음료를 섭취하면 혈당치가 급격히 높아져서 신체가 제대로 대응하지 못한다. 뇌에 영양을 공급하고 싶을 때, 완만한 속도로 흡수될 수 있도록 포도당을 섭취하는 것이 중요하다. 초콜릿을 허겁지겁 먹거나 캔커피 또는 캔 주스를 벌컥벌컥 마시는 건 위험하기 짝이 없는 행동이다.

설탕이 당기면 비타민 C의 부족

만일 우리 몸이 설탕을 반드시 섭취해야만 하는 구조라면 당연히 먹어 줘야겠지만, 사실 그럴 필요가 전혀 없다. 설탕은 인간에게 필수 식품이 아니다. 설탕이 결핍되어도 우리가 살아가는 데 아무 지장이 없다.

그렇지만 누구에게나 단것이 먹고 싶은 욕구가 일어나기 마련인데, 이는 대부분 **비타민 C가 부족하다는 신호다**.

설탕이 없었던 오랜 옛날부터 설탕이 남아도는 지금에 이르기까지 우리 인간의 신체 작용은 별반 달라진 것이 없다. 아니, 태고적 그대로라고 말해도 좋을 것이다.

태고적 인간은 비타민 C가 결핍되면 주변 나무에서 열매를 따 먹어 그것을 보충해 왔다. 단것을 먹으면 비타민 C 부족 현상이 해소되는 회로가 체내에 완비되어, 비타민 C가 부족해지면 단것에 대한 욕구가 저절로 일어났던 것이다. 물론 단것이라고 해 봤자 잘 익은 과일 정도밖에 없었다.

단것이 먹고 싶은 욕구는 그 옛날부터 비타민 C를 다량 함유한 달콤한 과일에 대한 욕구였던 것이다. 따라서 단것이 먹고 싶어질 때, 공복에 과일을 섭취해 주면 그 욕구는 자연스럽게 사라진다.

과일이 아니더라도 생채소든 감자든 비타민 C만 제대로 보충하면 욕구는 대개 잦아든다.

열량 제로의 공포

그럼에도 불구하고 본래의 정상적인 욕구를 무시하면서까지 '칼로리 없는 단것을 만들어 내자.'라는 것이 글로벌 대기업의 발상이다. 그들은 지금 먹을거리를 자연계에서 얻는 것이 아니라 화학적 합성으로 만들어 내는 만행을 저지르고 있다.

연구자들은 농업에 종사하거나 요리를 배운 경험이 없고, 먹는 사람을 건강하게 하려는 개발의 목적을 가지고 있는 것도 아니다. 그저 실험실에서 화학적으로 만들어 낸 물질을 식품에 사용하고 있을 따름이다. 유전자 변형 식품도 그 결과물 가운데 하나로서 역시 큰 문제를 안고 있다.

이런 움직임이 점차 가속화되는 가운데 만들어진 것이 바로 **인공 감미료**다.

우리가 음식을 먹으면 '**소화 → 분해 → 흡수 → 대사 → 배설**'이라는 과정을 거친다. 소화되고 분해된 물질이 체내에 흡수되어 대사과정을 거쳐 신체의 기능 유지나 성장에 도움을 주고 불필요한 물질은 몸 밖으로 배설된다. 자연에 존재하는 것을 먹는 한 반드시 이 과정을 반복한다. 하지만 인공 감미료는 이 과정을 단축해 버린다. 예를 들어, 청량음료의 단맛을 내는 대표적인 인공 감미료인 **수크랄로스**Sucralose ; 같은 중량의 설탕에 비해 600배의 단맛이 나는 감미료, **아세설팜 K**Acesulfame K ; 같은 중량의 설탕에 비해 200배의 단맛이 나는 감미료 등은 체내에서 소화도 되지 않고 대사도 되지 않는다. 소화나 흡수가 되지 않아 열량은 내지 않지만, 많이 먹으면 소화기관에 부담을 준다. 또한 칼로리가 없더라도 혀에서 단맛을 느끼면 혈당치를 떨어뜨리기 위해 인슐린이 분비된다. 이렇게 되면 췌장에도 부담으로 작용해 체내 대사가 혼란에 빠질 수 있다. 결국 이런 인공 감미료는 우리 몸 안에서 분해되지 않고 그대로 돌아다니면서 배설도 되지 않고 있다가 이윽고 간장, 신장 같은 장기에 축적된다. 쓸모라고는 전혀 없는 물질이 쌓이기만 해 간장, 신장 등의 장기 기능이 쇠약해지고 면역력이 떨어진다.

인공 감미료가 대사되지 않는 이유는 포도당으로 분해되지 않기 때문이다. 따라서 열량이 없다. '열량 제로'란 그런 의미다.

그 밖에 자주 사용하는 인공 감미료로 **아스파탐**Aspartame이 있다. 아스파탐은 설탕의 약 200배로 단맛이 나며, 질감도 설탕과 비슷하다. 1g당 열량은 설탕과 같지만 설탕의 1/200의 사용량으로 충분하기 때문에 저칼로리의 감미료 또는 열량 제로 설탕으로 알려져 있다. 주로 스틱형의 작은 종이봉투에 포장되어 카페나 호텔에 비치되어 있다. 서비스와 직원의 품행이 뛰어난 호텔에 이런 것이 놓여 있는 모습을 보면 정말 실망스럽다. 수크랄로스, 아세설팜 K와 달리 아스파탐은 체내에서 분해된다. 그 분해 과정에서 메틸알코올이 발생하고 이것이 신체에 흡수된다. 일본의 종전終戰 직전, 메틸을 함유한 저가의 술이 시중에 나돌았는데, 이것을 많이 마신 사람이 죽거나 실명하는 사고가 여러 차례 발생했다. 이렇게 **독극물로 지정된 물질이 아스파탐을 통해 체내에 들어오는** 것이다. 섭취량이 적으면 괜찮다고 안심할 만한 물질이 결코 아니다. 아스파탐은 뇌에도 위험하고, 뇌종양, 백혈병 등 암과의 관련성도 상당히 의심된다.

요즘 열량 제로의 인공 감미료는 드링크뿐만 아니라 요리에도 사용된다. 열량이 극단적으로 낮은 요리라고 하면 특히 주의해야 한다. 먹거나 마시는 일에 있어 열량 중심의 선택은 매우 잘못된 방법이란 사실을 깨달아야 한다.

열량 제로는 아니지만, 역시 공업적으로 만들어진데다가 문제가 제기되는 감미료로 '액상 과당'이라는 것이 있다. 일명 '이성질화당', '과당포도당액당', '포도당과당액당'이라고도 불리는데, 모두 거의 같은 것을 가리킨다. 값이 싸고 단맛이 강하기 때문에 편의점이나 슈퍼마켓에 진열된 달콤한 식품이나 반찬, 냉동식품 같은 가공식품에 대량으로 사용된다. 아이스커피나 아이스티에 넣는 시럽의 대부분이 액상 과당 즉 고과당 시럽이다.

고과당 시럽의 원재료는 옥수수다. 천연 식물(곡물)을 원료로 해 만든 것이니 문제될 것이 없다고 생각할지도 모르지만, 절대로 섭취해서는 안 된다. 원료인 옥수수가 대부분 유전자 변형인 것은 말할 나위도 없고, 당류 중에서도 가장 심하게 혈당치를 상승시키기 때문이다. 세계적으로 널리 확산된 비만이나 당뇨병 문제에 책임이 많은 물질로, 체내에서 다량의 활성산소를 발생시키는 요인으로 지적되는 등 여러 가지 폐해가 밝혀지고 있다. 다만 같은 과당이라도 과일에 들어 있는 과당은 걱정하지 않아도 되므로 오해하지 않기를 바란다. 감미료로 사용하는 '고과당'이 정제된 물질이어서 문제가 심각한 것이다.

미국에서는 이것의 사용을 금지해야 한다는 움직임이 확대되고 있을 정도다. 지금 우리 역시 능동적으로 그것을 먹지도 마시지도 않겠다는 선택을 함으로써 폐해를 막는 수밖에 없다.

불편한 진실은 은폐한다

'이토록 위험한 인공 감미료를 섭취할 필요가 있는 걸까?'

이런 의문이 든다. 하지만 일부러 섭취하지 않으려 해도 캔에 담긴 커피나 홍차, 주스에까지 '감미료'가 들어 있어서 '불굴의' 의지를 가지지 않고서야 이들 감미료를 피할 수 없는 것이 현실이다.

자동판매기에 동전 몇 개만 넣으면 바로 나오는 음료를 마시는 일은 쉽지만, 진정한 의미의 티타임은 되지 못한다. 커피나 홍차를 비롯해 '차를 마시는' 행위 본연의 의미를 생각해 보았으면 좋겠다. 단순한 수분 보충은 물론 열심히 일한 뒤 잠깐의 휴식을 갖기 위한 것이라면, 차나 커피를 준비하는 순간부터 이미 휴식 시간은 시작된 것이고, 그 행위 자체에 깊은 의미가 존재한다.

이렇게 생각하면 물을 끓이고 차를 우리는 행위를 단순히 번거로운 수고쯤으로 볼 수 없다. 이를 통해 안전한 마실 거리를 확보할 수 있다면 도리어 일석이조가 아닐까. 물론 더 맛 좋은 차는 덤으로 딸려 온다.

인공 감미료는 두려워해야 하는 물질인데도 그 위험성에 대해서 전혀 알리지도 않고, 손쉽게 구할 수 있는 식품이나 음료에 당연히 사용하고 있는 것이 큰 문제다. 이러한 문제가 사회적으로 주목을 받는다면 '열량 제로 식품은 위험하다.', '고과당 시럽은 피하는 게 좋다.'라는 의식이 공공연하게 확산되어 제조사도 긴장하게 될 것이다.

제조사들은 대부분 대기업으로서 굉장한 힘이 있다. 인체에 어떠한 영향을 미칠지도 모른다는 사실을 잘 알면서도 그 인과관계를 증명할 수 없다는 점을 악용해 그들이 온갖 수단을 동원해서 파는 한, 싸구려 음식들은 계속해서 생산될 것이다. 우리는 이런 사실을 널리 알리는 동시에 자신이 무엇을 먹고 마실지 스스로 선택해야 한다.

특히 아이들에게는 인공 감미료가 든 음료나 과자를 절대로 주어서는 안 된다. 아이들은 몸집이 작아서 어른보다 몇 배나 더 강한 영향을 받는다. 아이들이 신체는 물론 뇌에도 좋지 않은 영향을 받으면서 성장한다면 인류의 앞날은 어두울 수밖에 없다.

가뜩이나 출산율 저하로 젊은 사람들이 감소하는 상황에서 소중한 청소년들이 자신의 힘을 발휘할 수 없는 약한 몸으로 성장한다면 미래가 어찌 되겠는가. 인공 감미료가 든 식품을 청소년들에게 먹이는 일은 그야말로 범죄다. 아이는 지식이 부족한 만큼 스스로 규제하기도 어렵다. 따라서 이것은 어디까지나 어른들이 생각하고 나서야 할 문제다. 특히 어른들은 음식에 관해 무지해서는 안 된다.

섭취하면 안 되는 탄수화물, 섭취해야 하는 탄수화물

설탕은 식탁에서 말끔히 치워 버려도 아무 문제가 없다. 하지만 쌀이나 밀가루 같은 탄수화물을 당뇨병의 원인이라는 이유만으로 무턱대고 배제하면 오히려 더 큰 위험을 초래할 수 있으므로 주의해야 한다.

우리 신체는 에너지원인 포도당이 필요하다. 포도당은 탄수화물에서 분리되어 흡수되기 때문에 탄수화물은 반드시 섭취해야 하는 영양소 가운데 하나다. 단, 탄수화물이라고 해서 무엇이든 다 좋은 것은 아니다.

탄수화물은 크게 두 종류로 나눌 수 있다.

그 하나는 앞서 말한 '**단순 탄수화물**'로, '**단일 탄수화물**' 혹은 '**정제 탄수화물**'이라고 불린다. 다른 하나는 '복합 탄수화물'이라고 불리는 것이다. 양쪽 모두 분명 탄수화물이지만 그 의미는 크게 다르다.

지금까지 살펴본 '삼백 식품'이 바로 단순 탄수화물이다. 인체에 흡수되었을 때 혈당치를 급격히 높이는 물질은 모두 단순 탄수화물로 분류되는데, 이것은 섭취해서는 안 되는 탄수화물이다. 반면 우리가 반드시 섭취해야만 하는 탄수화물은 복합 탄수화물이다. 복합 탄수화물이라는 것은 정제도가 낮은 곡물이나 콩, 감자 등의 뿌리채소를 말한다. 쌀의 경우, 3분도까지 도정한 현미가 적합하다. 밀가루라면 전립분이 좋고, 콩도 가공하지 않은 것이 좋다. 함유된 프로테인Protein은 이미 정제된 것으로 먹어도 나쁘지는 않지만 적극적으로 먹을 필요까지는 없다. 또한 온전한 알갱이 상태라도 설탕으로 조리하면 섭취하는 의미가 없어지므로 주의가 필요하다.

복합 탄수화물의 특징은 소화 속도가 느리다는 점이다. 따라서 흡수 속도 역시 느리다. 혈당치도 완만하게 올렸다가 다시 완만하게 내린다.

완만하게 올라간 혈당치가 일정 시간 동안 유지되었다가 다시 차츰 완만하게 내려가는 것을 그림으로 그리면 사다리꼴이 된다. 그래프의 사다리꼴을 '플래토Plateau'라고 하는데, 이것은 고원이라는 뜻으로, 지면에서 완만히 올라가다 일직선을 이룬 후 다시 완만하게 내려오는 모양이다. 신新 영양학에서는 '혈당치의 변동은 플래토가 이상적'이라고 말한다. 그 이상을 실현하기 위해서는 식사의 중심에 복합 탄수화물이 없어서는 안 된다.

정제도가 낮으면 곡물이나 콩류의 온전한 알갱이에는 미네랄이나 비타민 등의 영양소, 식이섬유가 손상되지 않은 채 다량으로 들어 있다. 식이섬유라는 것은 사실 인간의 소화 효소로 분해되지 않는 유형의 탄수화물을 가리킨다. 그 작용 덕분에 소장까지 포도당 흡수가 적절히 억제되어 혈당치의 상승 속도가 완만해지고, 혈당치가 올라간 상태를 한동안 유지한 뒤 완만히 낮아지는 이상적인 형태가 실현된다.

결국 탄수화물 **전체**가 아닌 단순 탄수화물이 나쁜 것이고, 복합 탄수화물은 우리 몸에 매우 중요한 역할을 하는 필수적인 영양소임을 알 수 있다. 우리가 효율적으로 신체를 움직이기 위해서는 에너지원으로서 복합 탄수화물이 적절한 것이다.

탄수화물은 **탄소**와 **수소**가 결합한 화합물로, 이것이 체내에서 분리되고 흡수되어 배설되는 동안 **탄산가스**와 물로 나뉜다. 그 최종 단계에서 탄산가스가 되어 배출될 때에도, 물이 되어 나올 때에도 신체에는 전혀 부담을 주지 않는다. 이것이야말로 **클린 에너지**Clean energy라 할 수 있다. 인체에 있어 최적의 에너지원인 것이다.

세계 각국의 전통 요리는 복합 탄수화물을 식사의 중심에 둔다. 민족이나 지역에 따라 전통적인 식사 내용은 조금씩 다르지만, 대개가 이 클린 에너지를 최대한으로 활용하고 있다. 복합 탄수화물의 작용을 과학적으로 이해하기 훨씬 이전부터 **인류는 복합 탄수화물을 중심으로 식사를 해 왔던 것**이다.

위험한 저탄수화물 다이어트

백미(단순 탄수화물)나 현미(복합 탄수화물)의 열량을 계산해 보면 거의 차이가 없다. 하지만 거기에는 본질적으로 하늘과 땅만큼 엄청난 차이가 있다.

지방 역시 지금까지의 영양학 차원에서 보면, 버터나 올리브 오일, 참기름, 그리고 위험한 트랜스 지방산이 들어간 마가린도 모두 1g당 9㎉의 물질이다. 그런데 그것이 우리 몸에 들어온 이후의 작용에는 엄청난 차이가 있다.

우리가 **먹는 음식에는 열량으로는 절대 측정할 수 없는 특별한 작용이 있다**.

따라서 최근 많은 사람들이 관심을 가지고 무작정 따라하는 '**저탄수화물 다이어트**'에 대해 주의를 환기하고자 한다.

저탄수화물 다이어트란 탄수화물을 섭취하지 않는 만큼 단백질을 더 많이 섭취함으로써 신체가 기능하도록 하는 다이어트 방법이다. 그런데 실제로 의사들까지 권하고 있어 문제가 크다. 필자의 개인적인 입장에서 이 다이어트는 지금 당장 그만두는 게 좋다고 생각한다. '**위험**'하기 때문이다.

에너지원으로 필요한 포도당은 복합 탄수화물에서 만들어지는 것이 가장 적합하다는 사실은 지금까지 설명한 바와 같다. 그런데 저탄수화물 다이어트에 힘을 쏟아 탄수화물을 아예 섭취하지 않으면 혈액 속 포도당이 감소해 우리 몸은 위기 상태에 놓이고, 일단 간장에 축적해 둔 글리코겐Glycogen이라는 물질을 분해해 포도당을 만들기 시작한다.

비상사태에 대비해 평소 우리 몸은 포도당을 간장과 근육에 글리코겐이라는 형태로 일시 저장한다. 포도당을 글리코겐으로 만드는 역할은 췌장에서 분비되는 인슐린 호르몬이 하고, 반대로 글리코겐을 포도당으로 분해하는 역할은 글루카곤Glucagon이라는 호르몬이 한다. 글루카곤 역시 췌장에서 분비된다.

위기를 대비해서 일부러 저장해 두었던 것을 꺼내 쓰면서까지 포도당을 만들려는 까닭은 기본적으로 우리 뇌가 포도당을 에너지원으로 삼기 때문이다. 포도당이 줄어든 상태를 그대로 방치하면 뇌 기능이 멈추어 끝내 죽고 만다. 일시적으로 저장해 둔 글리코겐은 양이 한정되어 있어서 분해되기 시작한 지 13시간이 지나면 바닥을 드러낸다.

글리코겐을 몽땅 써 버리면 이번에는 몸이 단백질에서 포도당을 만드는 특수한 방법을 이용한다. 이것은 비상사태 중에서도 심각한 사태인 경우에 가동되는 시스템이다. 근육 속 단백질을 억지로 분해하여 아미노산Amino acid을 만들고, 그것을 다시 간장의 능력과 기술을 이용해 포도당으로 바꾸는 과정이다.

이때 피하 지방도 함께 분해되고, 분해되어 만들어진 물질이 간장으로 흘러들면 **케톤체**Ketone體라는 물질이 생긴다. 케톤체는 뇌가 포도당 이외에 유일하게 에너지원으로 사용하는 물질이다.

이것이 뇌의 포만 중추에 작용을 미쳐 배가 부르지도 않은데 포만감을 느끼게 한다. 따라서 케톤체가 에너지원으로 사용되면 식욕이 없어져서 살이 빠지는 것이다.

동시에 좋지 않은 일도 일어난다. 간장에서 케톤체를 만들 때, 초산醋酸, Acetic acid이 발생한다. 매우 강한 산인 초산이 만들어지면 혈액은 산성을 띤다. 이때 신체는 위험한 상태임을 감지하고 항상성 기능을 작동해 뼈나 치아에 들어 있는 칼슘을 분해하여 알칼리를 혈액 속으로 보내 중화하려고 한다. 여기까지 과정이 진행되면 우리 몸은 대단히 큰 부담을 이중 삼중으로 짊어지게 된다.

만일 케톤체를 에너지로 사용하는 케톤체 체질이 되면 신체적으로 불규칙한 상태에 놓이기 때문에 몸 상태가 차츰 나빠진다. 결코 이런 상태가 지속되어서는 안 된다. 이것이 저탄수화물 다이어트를 멈추어야 하는 이유다. 일단 케톤체 체질이 되어 버리면 정상적인 주기로 돌아오기까지 2~3개월이 걸린다.

정상 상태로 돌아오기 전에 탄수화물을 섭취한다고 해도 몸은 거기서 분해된 포도당을 사용하지 못한다. 케톤체를 에너지로 삼는 시스템이 구축되어 있기 때문이다. 서둘러 포도당을 넣어 주어도 이미 구축된 시스템을 따르기 때문에 그것을 에너지로 바꾸지 못한다. 따라서 포도당은 소모되지 못하고 피부밑에 그대로 축적된다. 평생 탄수화물을 먹지 않는다면 몰라도, 살이 빠졌다고 탄수화물을 다시 먹기 시작하면 탄수화물에서 분해된 대부분의 포도당은 전부 지방으로 바뀌어 버린다.

저탄수화물 다이어트를 하고 요요 현상Yoyo現象이 찾아와 몸이 망가지는 사람이 많은 것은 이런 메커니즘 때문이다. 따라서 평소에 신체 시스템을 바꿔 주는 것이 좋다. 케톤체를 에너지로 사용하는 시스템은 생명이 위태로울 때를 대비해 특별히 마련된 기술이다. 이를 무시하고 건강한 상태에서 비상사태 때의 에너지 시스템으로 억지로 바꾸는 것이 저탄수화물 다이어트다. 이 다이어트 방법을 실행하면 분명 일시적으로 체중은 준다. 하지만 체중 감소는 건강할 때는 절대로 일어나지 않는다. 생명을 위험에 빠뜨리면서까지 살을 뺄 이유가 있을까.

게다가 저탄수화물 다이어트로 단백질 섭취량이 늘어나는 것도 문제다. 그렇다면 저탄수화물 다이어트를 할 때, 육류는 어느 정도 섭취해야 하나?

육류의 과잉 섭취는 인체에 나쁜 영향을 미친다.

1982년, 미국 코넬 대학교 명예교수이며 40년 이상 영양과 건강 분야에서 식이요법과 암 연구에 헌신해 온 콜린 캠벨Collin Campbell 박사는 미국 과학아카데미 보고서를 통해 식습관과 건강에 관한 연구 결과를 발표했다. 당시 그는 보고서를 통해 동물성 식품의 과잉 섭취는 암의 강력한 원인이 된다고 주장했다. 저탄수화물 다이어트를 계속하면 동물성 식품이 체내에 과도하게 들어오고 우리 신체가 이를 제때에 처리하지 못하면서, 동물성 단백질을 이전보다 더 많이 섭취하게 되어 암에 걸릴 확률이 높아지는 것이다.

이러한 위험을 인지하고 전문의의 지도하에 만들어진 프로그램을 철저히 따르는 저탄수화물 다이어트라면 그나마 안심할 수 있다. (저탄수화물 다이어트는 원래 당뇨병 환자의 치료를 위해서 개발된 프로그램이다.) 그러나 한번 해 보고 싶다는 의욕만으로 초보자가 가볍게 도전해서는 안 될 일이다. 안이한 시도는 생각하지 못한 위험을 초래할 수 있다는 점을 기억해 두길 바란다.

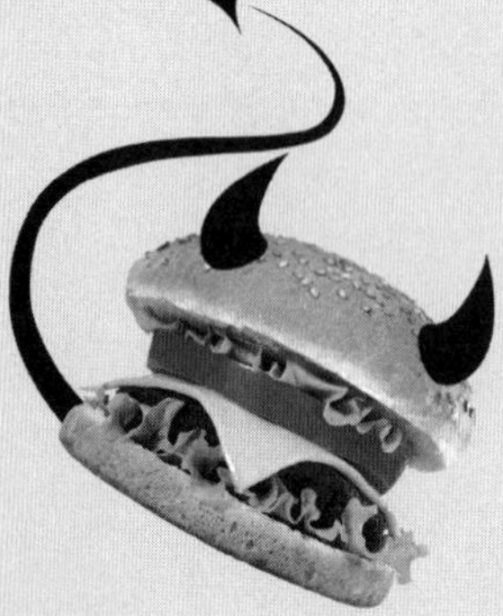

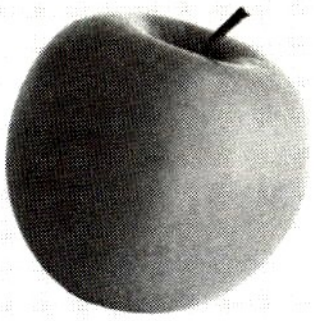

제3장

안심할 수 없는 가공식품과 첨가물

정크 푸드, 생각보다 훨씬 위험하다

장 앙텔므 브리야 사바랭Jean Anthelme Brillat-Savarin은 18세기 중반부터 19세기 초반에 걸쳐 프랑스에서 활약한 법률가이자 정치가로, 음식에 얽힌 다양한 경험과 성찰을 기록한 서양 미식 담론서《미식 예찬》의 저자이자 미식가다. 그는 수많은 명언을 남겼는데, 그중에서 가장 유명한 말이 있다. "당신이 먹은 음식을 알려 주면 당신이 어떤 사람인지 말해 주겠다."

독일 철학자 포이어바흐Ludwig Andreas Feuerbach, 1804~1872는 "당신이 먹는 음식이 바로 당신이다."라는 직설적인 표현을 했다.

이것은 단순한 수준의 차이를 의미하는 말이 아니다.

분명 인간은 먹는 것에 따라 어떤 사람으로 될지 정해진다. 하지만 현대인은 이런 의식이 매우 낮아 무엇을 먹든 똑같다고 생각한다. 그러나 절대 그렇지 않다.

평소 먹는 음식에 따라 인간의 질이나 수준은 크게 달라진다. 건강 수준은 말할 것도 없고, 마음이나 기분이라는 정신적인 영역도 달라진다. 따라서 먹는 것을 좀 더 의식해야 한다.

아직 젊기 때문에 괜찮다며 먹을거리에 그다지 신경 쓰지 않는 사람이 많다. 하지만 어린 나이에 성인병에 걸리는 비율이 전반적으로 증가하고 있으며, 학력은 저하되고 있다. 취직난을 겪는 세대이면서 이직률 또한 높다. 상사의 요구에 정신적으로도 신체적으로도 견디지 못하는 젊은 사람이 증가하고 있다. 회사의 임원들이 '요즘 젊은이들은 열심히 하지 않는다.'라고 불평하는 일이 늘고 있다.

그렇게 된 데는 패스트푸드 체인점과 패밀리 레스토랑에서 판매하는 음식이나 편의점에서 파는 식품을 자주 먹는 현대의 식습관에 원인이 있지 않을까?

인간은 자신에게 필요한 올바른 정보에 둘러싸여 있으면 그 중에서 좋은 선택을 할 수 있고, 그것에 근거해 정확한 판단을 내릴 수 있으며, 이는 결국 바람직한 행동으로 이어진다. 하지만 질 낮은 정보가 주위에 난무하면 선택하는 기준의 수준도 낮아져 그저 그런 정보를 아무 생각 없이 선택할 수밖에 없다. 지금 수많은 언론 매체에서 유통되고 있는 정보가 바로 그런 종류의 것들인데, 그것이 선택의 기준인 양 착각하는 사람들이 많다.

더욱 무서운 일은, 거의 자각하지 못한 상태에서 이러한 일들이 벌어지고, 쓰레기 같은 정보로만 머리를 꽉 채운 인간들이 세상에 넘쳐난다는 사실이다.

몸도 마찬가지다. 본래는 몸에 필요한 제대로 된 영양소를 요구하기 마련인데 그것을 섭취하지 못하게 되면 무언가를 대신 이용하려 든다. 생명을 유지하기 위해서 달리 방법이 없으면 쓰레기 같은 것일지라도 먹는다. 결국 신체의 질은 떨어지고 건강 수준은 저하된다.

패스트푸드 체인점이나 패밀리 레스토랑, 편의점에서 파는 것들은 전부 공업 제품화된 가공식품이다. 이것들은 정크Junk ; 잡동사니. 영양가의 균형이 한쪽으로 치우친 식품라고 불릴 만한 물질들로 구성된다. 거기에는 우리가 생명을 건전하게 유지하기 위해 필요한 영양소는 거의 들어 있지 않다.

자각하지 못하면서 이런 것들을 계속해서 먹어도 괜찮은가? 우리의 질을 나날이 떨어뜨려도 괜찮은가? 이제 그만 어딘가에서 이 구르는 돌을 멈춰 세울 때가 되었다.

건강을 망치는 트랜스 지방산

신체의 질이 나날이 저하하는 원인으로 지적 받는 물질의 대표적인 예가 **트랜스 지방산**이다. 당뇨병의 3대 원인 가운데 두 번째 원인이자, '삼백 식품'과 함께 우리가 섭취해서는 안 되는 물질이기도 하다.

우리의 몸에는 오메가-3 지방산과 오메가-6 지방산이라는 지방산이 절대적으로 필요하다. 따라서 이 두 지방산을 **필수 지방산**이라고 부른다. 이 두 종류가 부족하면(본문 100쪽 표 참조. 특히 아마인유, 들기름, 등푸른 생선에 많이 포함된 오메가-3 지방산은 의식하지 않으면 섭취하기 어렵기 때문에 부족한 사람이 많다.) 주위에서 접하기 쉬운 가공식품에 다량으로 들어 있는 트랜스 지방산이 대신 사용되고, 이것은 우리의 건강 수준을 급격하게 떨어뜨린다.

세포가 포도당을 받아들일 때, 세포의 문을 여는 열쇠 역할을 하는 것이 크롬이라는 미네랄이라고 설명했는데(본문 29쪽), 문의 경첩 역할을 하는 부분은 지방산으로 만들어진다. 하지만 이때 경첩의 일부가 잘못 섭취한 트랜스 지방산으로 만들어지면 쉽게 녹슬어 문이 열리지 않게 된다. 크롬이 풍부해서 열쇠를 충분히 가지고 있음에도 불구하고 정작 문은 열리지도 닫히지도 않는 것이다.

이렇게 되면 포도당이 세포에 들어가지 못해 혈중에 넘치게 된다. 일본인 5명 가운데 1명(한국은 성인 3명 가운데 1명)이 당뇨병 또는 그 예비군이 된 커다란 원인 가운데 하나가 바로 이 트랜스 지방산이다.

원래 트랜스 지방산은 인체의 조절 기능을 저하시키는 지방산이다. 건전하게 신체를 유지하기 위해 필요한 프로스타글란딘Prostaglandin, 류코트리엔Leukotrien, 트롬복산Thromboxane 등을 포함한 에이코사노이드Eicosanoid라는 체내 조절 물질이 체내에서 조정 역할을 맡는데, 이것이 체내에서 만들어지지 못하도록 방해하는 것이 바로 트랜스 지방산이다.

따라서 우리는 가급적 트랜스 지방산을 섭취하지 않아야 한다. 하지만 패스트푸드 체인점이나 패밀리 레스토랑, 편의점에서 판매하는 음식을 먹다 보면 무의식중에 엄청난 양의 트랜스 지방산을 섭취하게 된다. 특히 마가린이나 쇼트닝 같은 유지류와, 이런 유지류를 사용한 과자와 빵에는 엄청나게 많은 트랜스 지방산이 들어 있다.

과연 우리는 평균적으로 얼마만큼의 트랜스 지방산을 섭취하는 걸까?

어느 제과 회사의 초콜릿 과자 한 상자의 무게는 약 40g이다. 그중 2g이 **트랜스 지방산**이다. 슈퍼마켓에서 흔히 구입할 수 있는 어느 제빵 회사의 초콜릿빵 90g에는 **2.6g의 트랜스 지방산**이 들어 있다.

WHO(세계 보건 기구)가 정한 **하루 트랜스 지방산 섭취 제한량은 약 2g**이다. 아이가 초콜릿 과자 한 봉지를 먹었다면 그것만으로도 하루 제한량에 이른다. 심지어 하루 섭취 제한량이란 성인을 기준으로 정한 것이므로 아이에게는 영향력이 더 크다고 할 수 있다. 만일 급식으로 나온 빵에 마가린을 발라 먹거나, 저녁 식사로 햄버거나 감자튀김을 먹으면 이미 그것으로 제한량을 훌쩍 뛰어넘는다.

그런데 이런 모습은 이미 일상이 되어 버렸다. 많은 회사원이 점심으로 햄버거나 감자튀김을 먹고 사무실에서도 간식으로 과자를 먹는다. 세계적인 기준을 초과하는 다량의 트랜스 지방산을 매일 섭취하는 사람을 주위에서 쉽게 볼 수 있다.

지금 선진국이라고 불리는 국가 중에서 트랜스 지방산의 섭취량에 아무런 제재도 가하지 않는 나라는 일본 정도다. 한국은 2007년부터 가공식품에 트랜스 지방 함량을 의무적으로 표기하도록 규정하고 있지만 사용을 금지하고 있지는 않다.

일본의 식품안전위원회는, 다른 나라의 경우와 비교했을 때 트랜스 지방산 섭취량이 상대적으로 낮기 때문에 특별히 제재하지 않는다고 주장하지만, 앞에서 수치를 통해 알아본 것처럼 그 주장에는 설득력이 없다.

글루탐산나트륨MSG 증후군

우리 주변에 널린 가공식품을 매일 섭취하면 신체의 건강 수준이 저하되는데, 트랜스 지방산만 그 원인 물질은 아니다.

트랜스 지방산보다 식품에 더 많이 사용되는 **화학조미료**의 문제에 대해서도 생각해 볼 필요가 있다.

먹기 좋게 적당한 포장 용기에 담겨 팔리고 있는 화학조미료는 이미 우리에게 익숙하다. 주성분은 글루탐산나트륨Monosodium glutamate, 구아닐산나트륨Sodium guanylate 등이다.

가공식품에 표시되는 원재료명에는 흔히 '아미노산 등'이라고 표기된다. 모두 체내에서 분해되는 것으로, 나트륨에서 분리되면 글루탐산Glutamic acid, 이노신산Inosinic acid, 구아닐산Guanylic acid이라는 아미노산이 된다.

트랜스 지방산이 들어 있는 식품

(굵은 글자=비교적 많은 경우)

마가린	**팻 스프레드**	**쇼트닝**	**팝콘**
소고기	생크림	**크림**	**커피 크림**
프로세스 치즈	내추럴 치즈	버터	식용 식물성 기름
식용 조합유	**우지**	라드(돼지기름)	이스트 도넛
크루아상	**과자, 파이**	**케이크류**	**비스킷**
쿠키	스낵 과자	마요네즈	**카레, 브라운소스**

출처 : 식품에 들어 있는 트랜스 지방산의 평가 기초 자료 조사 보고서

1인당 1일에 섭취하는 트랜스 지방산의 양

	조사 연도	섭취량(g/인/일)	하루 총에너지 섭취량에 차지하는 비율
미국	1994~1996년	5.8※1	2.6%
EU	1995~1996년	남 1.2~6.7※1 여 1.7~4.1	남 0.5~2.1% 여 0.8~1.9%
일본	1998년	1.56※2	0.7%
	2006년	0.7※1~1.3※2	0.3~0.6%
	2008년	1.4※2	0.7%
	2011년	0.67※2	0.31%

※1 2006년 식품안전위원회에 의한 조사 결과. 누계에 의한 트랜스 지방산 섭취량의 산출. (각 식품군의 트랜스 지방산량의 분석 결과와 국가 차원의 대대적인 영양 조사 결과에서 국민 1인당 하루 섭취하는 트랜스 지방산량을 산출. 미국의 경우는 20세 이상의 성인을 대상으로 실시한 조사 결과)

※2 2012년 식품안전위원회에 의한 조사 결과. 식용 가공 유지의 생산량에서 본 트랜스 지방산 섭취량의 추계.

그중에서 가장 흔한 것이 글루탐산나트륨이다.

예컨대 라면 가게에서는 수프에 다량의 글루탐산나트륨을 첨가하기도 한다. 미국에서는 중화요리점에서 대량의 화학조미료를 사용하면서 사회적 문제가 되기도 했다.

미국 중화요리점에서 한두 번 식사했던 사람들이 식후에 홍조, 두통, 졸음, 구토, 저림이라는 신체적 불편을 호소했고, 심한 경우에는 졸도까지 하는 사람도 나왔는데, 중화요리점에서 특히 많이 사용하는 글루탐산나트륨이 그 범인으로 지목되면서 문제시된 것이다.

최종적으로 그 원인은 규명되지 않았고, 이런 증상 자체를 '**중화요리 증후군**Chinese Restaurant Syndrome' 혹은 '**글루탐산나트륨 증후군**'이라고 부르게 되었다.

일시적으로 대량의 글루탐산나트륨을 섭취하면 신체는 이상이 일어났다고 판단한다. 글루탐산나트륨의 양이 한 끼에 2g을 넘으면 증상이 나타난다는 설도 있다. 중화요리 증후군이 속출하던 1960년대 미국의 중화요리점에서는 그보다 더 많은 양의 글루탐산나트륨을 사용했을 것으로 추측된다.

글루탐산나트륨과 신체 사이에 어떤 인과관계가 있는지는 차치한다 하더라도 몇 개의 아미노산만을 추출해 과잉 섭취하는 것 자체가 우리 몸에 좋을 리 없다.

아미노산은 우리 체내에서 단백질을 합성한다. 자연계에 몇백 종류나 존재하는 아미노산 중에서 인체를 구성하는 단백질의 원료가 되는 아미노산은 약 20종류다. (이를 α-아미노산이라 부른다.) 그 아미노산이 여러 가지로 조합되어 인체에서 2만 종류의 단백질을 만든다. 글루탐산은 α-아미노산 가운데 하나다.

약 20종의 α-아미노산은 균형적으로 조합하며 필요한 단백질을 합성한다. 그런데 한두 종류의 아미노산의 양이 두드러지게 많으면 조합할 상대 아미노산이 부족해져 버리고, 신체는 제멋대로 아미노산이 부족하다는 판단을 내리며 아미노산에 대한 전반적인 욕구를 강화한다. 이것을 아미노산 임밸런스Amino acid imbalance라고 한다.

화학조미료를 자주 대량으로 섭취하면 늘 아미노산 임밸런스가 일어나 점차 아미노산, 즉 화학조미료를 계속해서 찾게 된다.

아미노산 과잉 섭취는 이제 그만!

조합할 상대 아미노산이 부족해 순조롭게 단백질을 합성하지 못하고 체내에 남게 된 다량의 아미노산은 저장도 되지 않고 달리 쓰일 곳도 없어서 처치 곤란한 존재로 전락한다. 한국도 〈2014 국민건강통계〉에 따르면, 권장 섭취량 대비 단백질 섭취 비율이 155.5%였다고 한다.

하지만 우리 몸은 본래 신체를 구성하는 중요한 성분인 아미노산을 체내에서 아미노산인 채로 쉽사리 배설하지 않도록 하는 메커니즘을 갖추고 있다. 남아돌아도 간단히 버리지 못한다.

결국 배설이 가능하도록 더 잘게 분해해야 할 필요가 있고, 이렇게 중요한 역할은 신장과 간장이 담당한다. 이 분해 과정을 거치면 최종적으로 요산이 만들어지는데, 어느 정도의 요산은 배설되지만 나머지는 혈액 속의 칼슘과 결합하면서 관절에 쌓여 **통풍**을 유발하기도 한다.

기본적으로 특정 아미노산만을 대량으로 섭취하는 것은 좋지 않을 뿐더러, 20종류의 아미노산을 균형적으로 섭취한다고 해도 총량적으로 아미노산을 과잉 섭취하는 것도 역시 좋지 않다.

단백질도 소화가 되면 아미노산으로 분해되기 때문에 마찬가지다. 단백질의 다량 섭취는 아미노산 과잉 섭취로 이어진다. 육류를 많이 먹으면 소화가 제대로 되지 않을 뿐만 아니라 아미노산으로 분해하는 작업만으로도 상당한 부담을 주어 우리 몸에 이중 삼중으로 무리가 온다.

동일한 아미노산이라도 화학적으로 합성된 아미노산과 자연계에 존재하는 아미노산은 체내에서 전혀 쓰임새가 다르다. 현재는 그 차이점을 과학적으로 증명하기가 어렵지만, 어쨌든 몸은 화학적으로 합성된 아미노산을 잘 사용하지 못한다.

글루탐산은 자연계에서 자라난 대부분의 식재료에 함유되어 있고, 우리 몸에도 존재한다. 가장 함유량이 높은 것은 다시마 등의 해조류다.

메이지 시대에 감칠맛의 주성분이 바로 글루탐산이라는 사실을 알아낸 화학자 이케다 기쿠나에池田菊苗는 다시마를 우려낸 물에서 글루탐산을 최초로 추출했다고 한다. 그것을 제품으로 만들어 1909년에 발매한 것이 세계 최초의 화학조미료다.

처음에는 밀의 글루텐을 원료로 했지만, 비용 절감을 위해 1960년대에는 석유에서 합성시켜 대량으로 생산했다. 하지만 석유로 만들었기 때문에 발암성이 의심되어 현재는 사탕수수를 원료로 한 발효법이 주류를 이룬다. 사탕수수로 바뀌었다고 해도 설탕을 짜내고 난 시커멓고 흐물흐물한 찌꺼기(폐당밀)에 여러 약품을 첨가해 상품으로 만든 것에 불과하다. 제조법은 기업 비밀로, 어떻게 만들어지는지 전혀 알 도리가 없다.

글루탐산은 천연식품에도 많이 들어 있으며, 가정에서도 다시마나 어패류를 물에 담그거나 끓이는 것만으로도 간단히 추출해서 요리에 사용할 수 있다. 그런데도 알 수 없는 방법으로 공장에서 정제한 위험성 높은 화학물질을 굳이 섭취할 필요가 있을까. 우리가 작은 노력으로 자연에서 추출해 낸 것은 안전하며 과잉 섭취에 대한 염려도 없는데 말이다.

염산으로 분해하는 단백가수분해물

글루탐산나트륨과 비슷한 가공식품 가운데 대표적인 첨가물(식품 첨가물로 등록되어 있지는 않다.)로 **단백가수분해물**이라는 아미노산 혼합물이 있다. 여기에도 다양한 아미노산이 들어 있다.

단백가수분해물의 원재료는 동물이나 생선에서 식용 부위를 떼어 내고 남은 찌꺼기나, 대두 등의 식물에서 기름을 짜내고 남은 찌꺼기이다. 여기서 얻은 동, 식물성 단백질을 염산으로 가수분해한 것으로, 사실상 큰 문제가 있다.

초등학교 시절 단백질에 염산을 뿌리는 실험을 한 적이 있다. 단백질에 **염산**을 뿌리면 거품이 부글부글 일어나고 분해되기 시작하면서 아미노산이 만들어진다. 이 아미노산은 그 상태 그대로 먹을 수 없어서 중화제인 수산화나트륨을 넣어 줘야 한다. 강산인 염산은 강알칼리인 수산화나트륨으로 중화한다. 이러한 공정을 거쳐 생성된 아미노산을 액상이나 분말로 만든 것이 단백가수분해물이다.

이런 물질을 섭취하면 상당한 위험이 뒤따른다. 단백가수분해물도 인체 안의 아미노산 균형을 무너뜨리는 큰 원인이 된다. 하지만 이것은 즉석식품이나 레토르트 식품 같은 가공식품에 대량으로 사용되고 있다.

가공식품에 들어가는 첨가물에는 독성이 의심되는 것들이 많은데, 예를 들어 아미노산은 아니지만 폴리인산나트륨Sodium polyphosphate이나 피트산Phytic acid 같은 첨가물은 우리 몸에 중요한 미네랄인 아연을 부족하게 하는 원인 물질이다.

폴리인산나트륨은 체내에 있는 아연을 배설하는 역할을 하고, 피트산은 인체가 아연을 흡수하는 작용을 방해한다.

폴리인산나트륨은 유화제, 햄과 소시지 등의 결착제, 두부 응고제, 중화면中華麵의 간수로서 사용된다. 피트산은 변색 방지제 혹은 피에이치pH 조정제로서 절임이나 진미류에 자주 사용된다.

편의점 도시락은 병을 부른다

트랜스 지방산, 글루탐산나트륨, 단백가수분해물, 폴리인산나트륨, 피트산…….

이번 장에서 언급한 물질들은 우리 인간의 질을 떨어뜨리는 화학 물질 중 극히 일부에 불과하다. 독성이 훨씬 강한 합성 첨가물 등 위험성이 굉장히 높은 물질은 셀 수도 없을 만큼 존재한다. 그렇다면 이러한 것들이 다량으로 들어간 편의점 도시락은 과연 우리가 먹을 만한 걸까?

여기서 말하는 **편의점 도시락**은 패스트푸드 체인점이나 패밀리 레스토랑에서 제공하는 식품, 즉석식품이나 레토르트 식품, 냉동식품, 가니시Garnish, 스낵 과자 등 공업 제품화된 가공식품을 상징하는 것이다.

우리는 본래 음식에서 에너지를 얻어 신체에 발생한 이런저런 결함을 회복하고 성장하며 상태를 정돈해 왔다. 어떤 의미에서는 식사를 '약'으로 삼으며 살아왔다고도 볼 수 있다.

하지만 편의점 도시락은 아무리 비싼 것을 먹어도 약이 되기는커녕 우리의 몸을 엄청난 위험 속으로 몰아넣는다. 먹으면 먹을수록 몸 상태를 나쁘게 만들고 본래 갖고 있던 자기 회복력조차 제 기능을 발휘하지 못하게 한다.

결국 노화를 재촉하고 병을 불러온다. 헬스클럽에 다니고 노화 방지에 힘을 쏟아도 편의점 도시락으로 끼니를 때우면 전혀 의미가 없다. 편의점 도시락이 식사로는 절대 적합하지 않다는 사실을 깨달아야 한다.

다음은 오이타 현大分縣의 어느 축산 농장주가 직접 들려준 이야기다.

그는 양돈업에 종사했는데 돼지 사료의 가격 부담을 덜기 위해 편의점에서 팔다 남은 식품의 일부를 받아 와 돼지에게 먹였다고 한다. 먹이의 일부만 편의점에서 받아 온 식품으로 대체했을 뿐, 다른 것은 전혀 바꾸지 않았는데 갑자기 돼지가 사산하거나 기형 돼지를 출산하는 비율이 증가했다는 것이다. 예기치 못한 무서운 결과에 더 이상 편의점에서 팔고 남은 식품을 받아 오지 않았다고 한다. 그때 입은 피해로 그는 결국 양돈업을 접기에 이르렀고, 온몸이 부들부들 떨릴 만큼 극심한 공포를 느꼈다고 했다.

그의 이야기 속에서 발생한 일들 사이에 인과관계가 얼마나 있는지는 알 수 없지만, 돼지에게 일어난 일이 우리에게도 일어나지 말라는 법은 없다. 그런데도 정말 이런 음식을 계속 먹어야 할까.

싼 것은 싼 것일 뿐

편의점 도시락으로 상징되는 공업 제품화된 가공식품이라는 것은 재료 자체도 열악한데다, 여기에 대량의 화학 물질까지 사용하지 않으면 성립할 수 없는 식품이다. 이런 것을 먹으면 당연히 체내에 화학 물질이 들어오게 된다.

체내로 들어온 화학 물질은 분해되어 배설되거나 그대로 축적되는데 여하튼 우리 몸에는 이롭지 않다. 식품 첨가물로 쓰이는 화학 물질은 어디까지나 생산자와 판매자의 편의성을 위해 사용되는 것이지, 결코 소비자를 위한 것이 아니다.

화학 약품, 화학 물질을 사용해 **저렴하게** 공급하는 것이 과연 소비자에게는 이로운 것인지 아닌지를 철저히 따져 보고 싶다. 단기적으로는 이롭게 볼 수 있을지도 모른다. 눈앞에 놓인 2개의 도시락 중 화학 물질을 사용한 도시락을 그렇지 않은 도시락보다 훨씬 싸다는 이유로 한 치의 망설임도 없이 선택한다면, 그 순간 지출비는 줄일 수 있다. 하지만 중장기적인 관점으로 보면 결코 이로울 수 없을 뿐더러 위험까지 초래할 수 있다. 결국 소비자는 '싸다'는 것이 자신에게 이득이 될 수 없음을 알아야 한다. 몇 개월에서 길게는 몇 년 사이에 그 폐해는 분명 나타난다.

일본에서는 세계 대전 직후에 엥겔지수가 60%대였다가 점차 낮아졌다. 벌어들인 수입이 대부분 식비로 사라지는 생활을 하다가, 경제의 고도성장에 따라 식료품 가격이 저렴해지면서 차츰 생활이 안정됐다.

대량으로 생산된 저렴한 먹을거리를 먹고 외식 비율도 높아짐에 따라서 점차 식비에 돈을 쓰지 않게 되었다. 반면 전혀 예기치 않았던 다른 부담을 짊어지게 됐다.

그것은 한마디로 말해 성인병이다. 이 병에 가장 큰 영향을 미치는 것은 두말할 나위도 없이 식습관이다. 이를 깨닫고 식습관

식품 첨가물의 종류와 용도의 예

종 류	목적과 효과	식품 첨가물의 예
감미료	식품에 단맛을 준다	자일리톨, 아스파탐
착색료	식품을 착색하고 색조를 조절한다	치자황색소, 식용 황색4호
보존료	곰팡이나 세균 등의 발육을 억제하고 식품의 보존성을 좋게 해 식중독을 예방한다	소르빈산 프로타민 추출물
증점제, 안정제 겔화제, 풀	식품에 매끄러운 느낌이나 점성을 주고 분리를 방지하고 안정성을 향상시킨다	펙틴 소듐카르복시메틸셀룰로오스
산화방지제	유지 등의 산화를 막고 보존성을 높인다	에리솔빈산나트륨 믹스 비타민 E
발색제	햄・소시지의 색과 풍미를 개선한다	아초산나트륨, 초산나트륨
표백제	식품을 표백하여 희고 깨끗하게 한다	아황산나트륨, 차아황산나트륨
곰팡이 방지제	수입 감귤류 등의 곰팡이 발생을 방지한다	오르토페닐페놀, 디페닐
이스트 푸드	빵의 이스트의 발효를 촉진한다	인산칼슘, 탄산암모늄
껌 베이스	추잉껌의 기본 재료로 이용한다	에스테르 고무, 치클
향료	식품에 향기를 더해 맛을 증가시킨다	오렌지 향료, 바닐라 에센스
산미료	식품에 산미를 더한다	구연산(결정), 젖산
조미료	식품에 감칠맛을 주어 균형 잡힌 맛을 낸다	L-글루탐산나트륨 5'-이노신산이나트륨
두부용 응고제	두부를 만들 때 두부를 굳힌다	산화마그네슘 글루코노델타락톤
유화제	물과 기름을 균일하게 혼합한다	글리세린지방산에스테르 식물 레시틴
pH 조정제	식품의 pH를 조정하고 품질을 개선한다	DL-사과산, 젖산나트륨
간수	중화면의 식감과 풍미를 증진한다	탄산칼륨(무수) 폴리인산나트륨
팽창제	케이크 등을 부풀리고 부드럽게 한다	비타민 C, 젖산칼륨
그 밖의 식품 첨가물	그 밖의 식품의 제조나 가공에 도움을 준다	수산화나트륨 활성탄, 프로테아제

출처 : 일본 식품 첨가물 협회

을 바로잡아 자신의 신체를 건강하게 유지한다면 의료비 지출 따위는 걱정하지 않아도 된다.

눈앞의 저렴한 한 끼 식사에 현혹되어 장차 고액의 의료비를 부담해도 좋은가. 아니면 다소 비싼 식비를 지불하더라도 의료비 부담을 없애는 편이 좋은가. 이제 이 문제에 대해 진지하게 생각해 볼 때가 왔다.

쉽게 속는 혀, 착각의 기술

공업 제품인 가공식품은 소금과 설탕과 기름의 배합 비율을 조절하여 최상의 맛이 느껴지도록 한 것이다.

맛을 만들어 가는 과정에서 이런 조작은 제품 개발의 기본 중 기본이다. 일단 이 맛을 본 소비자는 반복해서 그 상품을 구입하게 되고, 비슷한 종류의 상품에도 저절로 손이 가게 된다.

세계적인 식품 회사는 전문 과학자를 고용해 이러한 기술을 늘 연구하고 그 성과를 제품을 만드는 데 활용한다. 어떤 의미에서는 경제 행위를 하는 것이므로 그 자체를 부정할 수는 없다.

하지만 다른 측면에서 보면 이는 소비자를 속이는 기술이기도 하다. 어쩌면 과학을 잘못된 방법으로 이용하는 전형적인 사례로 꼽을 수도 있다.

언젠가 요리 교실 수업 중에 감칠맛의 하한 경계선을 알아보기 위해 맛국물에 소금을 조금씩 첨가하는 실험을 했다. 처음에는 짠맛을 느끼지 못했지만 얼마 지나지 않아 짠맛을 느끼게 됐다. 바로 그 지점부터가 감칠맛의 영역이다.

계속해서 소금을 조금씩 더하면 짜서 더 이상 먹지 못하는 지점이 발생한다. 그 지점을 감칠맛의 상한 경계선이라고 한다.

감칠맛의 상한 경계선을 넘어서는 짠 국물에 설탕을 더하면 신기하게도 짠맛이 느껴지지 않는다. 설탕을 좀 더 추가하면 오히려 감칠맛이 느껴지고 여기에 다시 소금을 추가하면 감칠맛이 더욱 증가한다.

사람의 미각은 조작에 속을 뿐만 아니라 중독까지 된다. 패스트푸드에 이런 경향이 현저하게 나타나는데, 패스트푸드를 즐겨 먹고 지속적으로 먹고 있다면 패스트푸드 중독일지도 모른다. 스낵 과자도 먹는 사람은 연중 내내 쉬지 않고 먹고, 먹지 않는 사람은 아예 손도 대지 않는다. 일단 중독되면 막을 길이 없다. 이러한 경향은 아이들에게서 더욱 뚜렷이 나타난다.

우리의 혀는 섬세하게 만들어져 있지만, 쉽게 속기도 한다.

내가 아는 사람은 자녀가 어릴 때 까다로울 정도로 먹는 음식에 주의를 기울였고, 유치원에 보낼 때까지 시중에서 판매하는 과자를 거의 먹이지 않았다. 그런데 아이가 유치원에 가면서 간식으로 제공된 과자의 맛을 알아 버렸다. 부모가 만들어 준 간식을 맛있게 먹었던 아이는, 유치원에서 먹었던 것과 똑같은 상품이 슈퍼마켓에 진열되어 있는 것을 보고는 사 달라고 마구 졸라대며 떼를 썼다.

아이는 쉽게 넘어간다. 하지만 어른도 마찬가지로 먹는 것에 의외로 쉽게 세뇌 당한다. 맛을 조작하는 세계적인 식품 회사들은 인간의 이런 성향을 잘 알고 있다.

반복되는 선택의 덫

슈퍼마켓에 가지런히 놓인 수많은 상품을 보면서 우리는 수많은 선택지 중에서 자신이 먹을 것을 자유롭게 선택하고 있는 듯한 착각이 든다.

예컨대 비스킷이라는 과자를 생각해 보자.

각 회사는 다른 맛, 다른 식감, 다른 모양으로 제품을 개발해 판매하고 있는데, 실제로는 거의 다 같은 원재료를 사용하고 있어서 실질적인 구성은 그다지 다르지 않다. 오직 다른 점은 화학적으로 합성된 향이나 기름 배합 비율, 염분과 당분의 균형 정도 같은 약간의 차이일 뿐이다.

한 회사에서 신제품이 발매되면 눈 깜짝할 사이에 비슷한 제품이 다른 회사들에서도 쏟아져 나온다. 한 회사가 특정 상품을 독차지해서는 안 된다는 저속한 경쟁심에서 시작되어 이렇게 하나의 상품군 시장이 형성되어 버린다.

그 사이에 각 회사는 자사 제품이 뛰어나다며 언론 매체를 통해 널리 알리고, 소비자는 즉각 반응해 한 번 먹어 보자는 마음으로 구입했다가 덜컥 덫에 걸려든다. 이런 일이 끝없이 반복적으로 일어나고 있다.

대량 생산된 음식을 구입할 때마다 자신의 의지로 선택한다고 생각하지만, 실제로는 선택의 여지없이 정해진 상품을 사도록 유도된 것뿐이다.

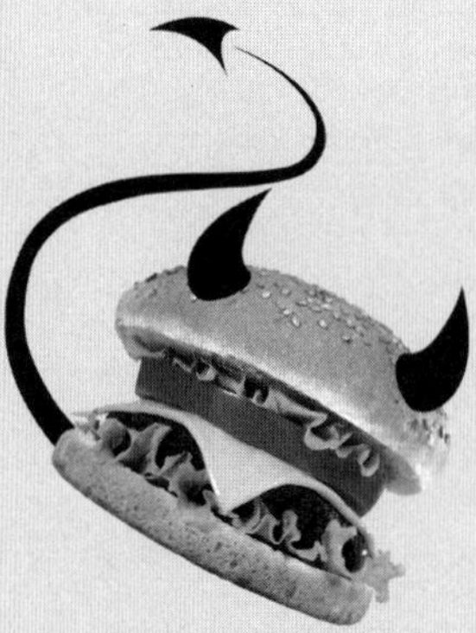

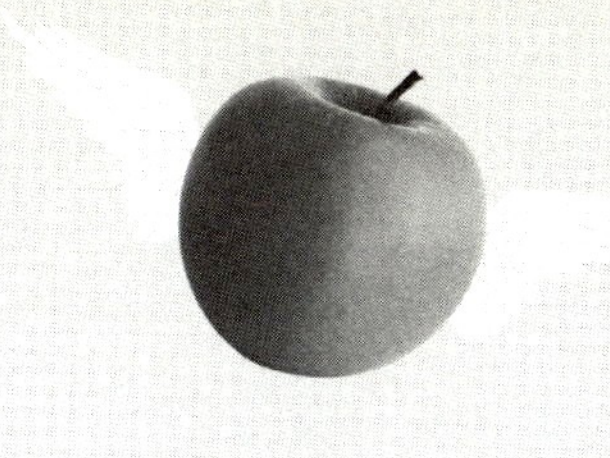

제4장

배는 부르지만 영양은 부족

소리 없이 확산되는 영양 부족 현상

전쟁 중이나 전후에 식량이 부족했던 가난한 시절을 겪은 세대에게는 맛있는 음식이 넘쳐 나는 지금이 터무니없이 사치스럽고 행복한 시대로 비칠 것이다. 그야말로 포식의 시대인 요즘, 영양 부족으로 고통 받는 일이 있으리라고는 어느 누구도 생각하지 못할 것이다.

하지만 지금 영양 부족 현상이 조용히 확산되고 있다.

원인은 역시 가공식품이다.

제3장에서는 우리가 가공식품을 통해 얼마나 위험한 물질을 섭취하고 있는지에 대해 문제를 제기했는데, 이번 장에서는 가공식품을 지속적으로 먹으면 중요한 영양소를 얼마나 섭취하지 못하는지에 대해 알아보려고 한다.

우리 몸에 필요한 영양소를 크게 2가지의 카테고리로 분류해 볼 수 있다. 하나는 약 50종류의 **필수 영양소**이고, 다른 하나는 약 5,000종류의 **식물 영양소**다. 이 2가지 영양소를 과부족 없이 깨끗하게 섭취했을 때에 비로소 건강을 유지하고 정상적으로 몸을 움직일 수 있다.

가공식품으로는 이 2가지 영양소를 제대로 섭취할 수 없다.

'파이토뉴트리언트Phytonutrient' 또는 '파이토케미컬Phytochemicals'이라고도 불리는 식물 영양소가 최근 새롭게 주목 받고 있다. 크게 5개의 카테고리로 분류할 수 있는데, 그 분류와 각각에 포함된 영양소의 예는 다음과 같다.

식물 영양소

분 류	포함된 성분
폴리페놀계	안토시아닌, 이소플라본, 세사민, 퀘르세틴
황 함유 화합물계	이소티오시아네이트, 설포라판, 알리신
테르페노이드계	베타카로틴, 루틴, 리코펜
당 관련 화합물	베타글루칸, 사포닌, 후코이단, 펙틴
향기 · 매운 성분계	캡사이신, 진저롤, 유게놀, 리모넨

식품은 가공도와 정제도가 높을수록 신체에 필요한 영양소는 절대적으로 부족하다. 즉 가공식품에는 필수 영양소도 식물 영양소도 거의 들어 있지 않다. 이런 가공식품을 매일 식사로 먹고 있

다면 영양 부족 상태를 초래할 것이다.

자연의 일부분인 인간의 몸은 자연의 혜택을 취함으로써 살아갈 수 있는 시스템을 갖추고 있다. 따라서 **공업적으로 생산되어 자연에서 멀어진 것은 아무리 먹어도 건강해질 수 없다**.

생활을 파고든 가공식품

매일 우리가 어떤 식사를 하고 있는지 돌이켜 보자.

우선 아침부터 밤까지 하루 동안 자신이 먹은 것을 기록해 본다. 2주 정도 기록하다 보면 자신이 어떤 식사를 하고 있는지 그 흐름을 파악할 수 있다.

식사는 그 사람의 독특한 법칙에 의해 이루어지는 법이다. 너무나도 일상적인 습관이라 자신은 그것을 알아차리지 못하는 경우가 많은데, 2주간 무엇을 먹었는지에 대해 기록하다 보면 객관적인 검증이 가능해지고 특징이나 편향 같은 것도 보인다.

이런 습관은 기본적으로는 스스로 만들지만 의외로 부모를 비롯해 자신을 키워 준 사람들의 기호를 답습하고 반추하는 경우가 많다. 또한 학교 급식이나 학생 식당, 사원 식당에서도 영향을 받고, 외식에서도 영향을 받는다.

제일 먼저 자신이 먹는 음식 가운데 가공식품이 얼마만큼의 비율을 차지하고 있는지 확인한다. 여기서 말하는 가공식품이란 간장이나 맛술, 기름 등 올바른 제조법으로 생산된 전통적인 식사를 제외한 이른바 공업 제품화된 가공식품을 말한다.

그런데 먹는 것에 상당히 신경 쓰고 있다는 사람도 의외로 가공식품을 섭취하는 비율이 높았다. 좀 더 상세하게 살펴보면, 식사 내용의 절반 이상이 가공식품인 경우도 상당히 많았다.

아침에 출근해 일단 캔 커피를 마신다. (캔 커피도 공업 제품화된 가공식품이다.) 점심에 햄버거 세트(햄버거와 감자튀김, 콜라)를 먹고, 밤에는 편의점 도시락, 야식으로 컵라면을 먹었다면 이날은 100% 가공식품을 먹은 것이다.

점심에는 편의점 샐러드를 챙겨 먹었으니 괜찮다고 말하는 사람도 있을지 모르겠다. 하지만 **편의점 샐러드 역시 공업 제품**이다.

햄버거에 들어간 생채소를 먹었으니 도움이 될 거라는 생각도 엄청난 착각이다. 이것도 엄연한 가공식품이기 때문이다. 채소 부족을 보완하기 위해 패밀리 레스토랑의 샐러드바에서 채소를 섭취했더라도 마찬가지로 그것은 어디까지나 공업 제품일 뿐이다. 감자 샐러드나 마카로니 샐러드 같은 것도 역시나 공업 제품이다.

편의점이나 패스트푸드 체인점, 패밀리 레스토랑에서는 샐러드용 채소를 소독하기 위해 **하이포아염소산나트륨**Sodium hypochlorite이라는 소독액에 담그기 때문이다. 게다가 그 냄새를 제거하기 위해 오랜 시간 물로 씻어 낸다. 그렇게 하지 않으면 소독약 냄새 때문에 도저히 먹을 수가 없기 때문이다. 오랫동안 물로 씻어 내는 동안 채소가 본래 가지고 있던 수용성 영양소는 대부분 빠져

나가 버린다.

이런 과정을 거친 채소는 힘없이 시들어 버리므로 생생함을 유지하기 위해 다른 화학 약품을 추가로 사용한다. 따라서 소비자에게 제공되는 시점에 이미 생채소라고 말할 수 없는 상태가 되어 버린다. '완전한 가공식품'인 것이다. 다시 말해 샐러드용 채소에는 우리가 필요로 하는 영양소가 거의 들어 있지 않다고 볼 수 있다.

그러면 캔에 든 여러 종류의 채소 주스를 마시면 된다고 말하는 사람이 있을지도 모르겠다. 하지만 유감스럽게도 거기에도 역시 영양소는 거의 남아 있지 않다. 원래 채소 주스란 채소를 페이스트 상태(중국 등지에서 만들어진 것이 대부분이다.)로 만들어 공장으로 가져와 물로 희석한 것에 불과하다. 게다가 안전을 위해 가열 처리까지 한다. 거기에는 이미 채소 본연의 영양소가 거의 사라진데다 대량의 첨가물마저 들어가 있는 것이다.

자신이 무얼 먹는지 검증해 보고 만약 가공식품의 섭취 비율이 높다면 얼마나 큰 위험에 노출되어 있는지 자각해야 한다.

소홀히 여겨서는 안 될 크롬과 아연

부족한 영양소의 대표로 꼽히는 것이 **크롬**과 **아연**이라는 미네랄이다.

제1장에서 다루었듯이 당뇨병의 3대 원인 중 세 번째가 '크롬

부족'(본문 29쪽)이었다.

이미 설명한 바와 같이 크롬은 포도당이 세포에 들어갈 때 문을 열어 주는 열쇠 역할을 하는데, 이것이 부족하면 문이 열리지 않아서 혈중에 포도당이 넘치게 된다. 설탕을 다량 섭취하면 크롬은 낭비만 될 뿐이다. 청량음료를 마시고 스낵 과자를 먹고 매끼니를 가공식품으로 때우는 식생활을 지속하면 크롬은 소모되기만 할 뿐 보충되지 않아 부족 상태에 이른다.

크롬은 체내에서 인슐린의 분비량도 제어하는 매우 중요한 역할을 한다. 크롬이라는 영양소의 부족은 당뇨병의 증가와 연관이 깊다.

그럼 아연은 어떤 역할을 할까?

아연은 꽤 넓은 범위에 걸쳐 작용한다. 그중에서도 가장 중요한 것은 **미각을 정상으로 유지**하는 작용이다. 또한 **생식 기능**에도 관여하고 있어서 미국에서는 '섹스 미네랄'이라고까지 불릴 정도로 생식 기능에 큰 영향을 미친다. **효소의 원재료**로도 쓰이고, **상처를 빨리 낫게 하는** 기능도 있다. **면역 기능**과도 관련이 있어 아연이 부족해지면 면역력이 급격히 떨어진다.

저혈당과의 관련성에 대해서도 앞에서 이미 다루었는데(본문 32쪽), 아연 부족이 장기간 지속되면 **우울증과 비슷한 증상**이 나타날 수 있다.

미네랄은 존재하는 물질 중에서 가장 작은 분자다. 최소 단위라 더 이상 분해되지 않고, 어디에 있든 미네랄은 미네랄로서 존재한다. 생물에 의해 흡수되거나 배설되면서 이동하지만, 지구상에서 증가하거나 감소하지 않고 늘 일정량만 순환한다.

그중 인체에 반드시 필요한 미네랄은 16종류로, 이 미네랄의 작용을 소홀히 여겨서는 안 된다.

미각 장애의 원인은 아연 부족

최근 요리를 직업으로 삼는 사람들 중에 섬세한 맛을 느끼지 못하는 사람이 증가하고 있다. 또한 도쿄 의학 치과 대학의 조사에 의하면, 놀랍게도 어린아이의 30%가 미각 장애를 겪고 있으며, 노인의 3분의 1도 미각 장애였다.

미각 장애는 아연의 부족이 원인이다. 앞에서도 언급했듯이 아연에는 미각을 정상으로 유지하는 기능이 있어 부족하면 미각이 둔해진다. 아연은 인체에 평균 1.4~2.3g 정도 존재한다고 밝혀졌는데, 하루 필요량은 10~15㎎으로 매우 적다. 아연 부족으로 발생하는 미각 문제는 가공식품을 많이 먹는 사람들에게 특히 많이 일어난다.

어린이의 미각 변화는 어른들의 책임이다. 어른이 생각없이 아이에게 준 음식이 아이의 미각을 해칠 수 있다는 사실을 반드시 깨달아야 한다.

맛을 감지하는 기관인 미뢰는 20대까지는 꾸준히 증가하는데 이때 식생활의 질이 나빠지면 미각은 점점 둔해진다.

미각이 둔하면 맛을 제대로 느끼지 못하기 때문에 진한 맛, 강한 맛을 찾게 된다. 진한 맛, 강한 맛이 나는 음식은 결국 가공식품이다. 가공식품은 영양소가 부족한 대신 감칠맛이 나도록 강하고 진한 맛으로 만들어지지만 불행히도 거기에 아연은 들어 있지 않다. 이렇게 미각을 둔화시키는 악순환은 계속된다.

아이에게 이미 미각 장애가 나타났다면 성장한 뒤에는 과연 어떤 사태가 벌어질까? 맛을 느끼지 못하는 사람이 앞으로 더욱 증가하면 요리 문화를 밑바닥부터 뒤엎어야 할지도 모른다.

아이의 미각을 지켜 주기 위해서는 어른이 먼저 올바른 미각을 가져야 한다. 미뢰가 분포한 혀는 신진대사가 빠른 곳으로, 몸의 다른 세포가 통상 3개월에 걸쳐 교체되는 데 비해 혀 세포는 다행히 1개월마다 완전히 다른 세포로 교체된다. 아연이 함유된 식사로 바꾸는 순간(그래도 1개월 정도는 필요하다.) 혀 감각은 다시 정상으로 돌아올 것이다.

결국 미각 장애는 식생활을 바꾸기만 하면 곧 회복 가능한 장애다. '식사' 문제를 서둘러 개선해야 하는 이유가 바로 여기에 있다.

크롬, 아연, 철을 주목하라

미네랄을 균형적으로 섭취하기 위해서는 크롬, 아연, 철에 주목해야 한다. 특히 크롬과 아연이 중요하다. 이것을 제대로 섭취하도록 식사 구성에 신경을 쓰면 자연히 철을 포함한 다른 미네랄도 함께 섭취할 수 있다.

크롬을 다량 함유한 식품으로는 우선 정제되지 않은 곡물이나 콩(즉 복합 탄수화물)을 꼽을 수 있다. 또한 바지락, 대합, 굴, 가리비, 새우, 정어리 같은 어패류와 톳을 비롯한 해조류에 많이 들어 있다. 브로콜리, 양배추, 고구마 등의 채소류와 사과, 배, 자두 등의 과일류 및 버섯류에도 다량 함유되어 있다. 동물성 식품에도 미량이기는 하지만 크롬이 들어 있다.

아연은 정제되지 않은 곡류, 콩류, 메밀이나 차, 깨, 캐슈넛, 아몬드와 같은 견과류에 많이 들어 있다. 특히 굴은 독보적인 아연 덩어리다. 청어에도 아연이 많이 함유되어 있으며, 대부분의 동물성 식품에는 미량일지라도 아연이 조금씩 들어 있다.

여기서 주목할 점은, 크롬과 아연이 풍부하게 들어간 공통 식품은 정제되지 않은 곡류와 콩류라는 사실이다. 이러한 식품을 식사의 중심에 두는 것이 얼마나 중요한지를 잘 알 수 있다(본문 44쪽).

단, 건강기능식품을 통한 과잉 섭취는 부족한 것보다 더 큰 위험을 초래한다는 사실을 명심해야 한다. 미네랄을 비롯한 영양성분의 부족은 어디까지나 식사를 개선함으로써 보완하는 것이 기본이다.

2008년에 보고된 미국의 사례에 따르면, 하루 섭취 상한량이 200~250㎍인 크롬을 건강기능식품으로 1회에 3,426㎍이나 섭취한 사람에게서 탈모, 근육 경련, 설사, 관절통 같은 증상이 나타났다고 한다.

현 단계에서는 크롬을 얼마나 섭취해야 건강을 해치는지에 대한 연구나 조사가 충분히 이루어지지 않았기 때문에 정확한 복용 상한량이 정해져 있지 않지만, 앞으로 이런 일이 일어나지 않는다고 안심할 수도 없다. 크롬 이외의 영양소를 섭취할 때도 일어날 가능성이 있다. 우리가 자발적으로 지식을 구축하지 않으면 자기 자신을 지킬 수 없을지도 모른다. 우리는 지금 이런 시대를 살아가고 있다.

과일은 천연 건강기능식품

우리 몸에 필요한 영양소의 보급 원천으로 주변에서 손쉽게 접할 수 있는 것이 과일이다. 원래 일본은 과일을 어마어마하게 소비하는 나라였는데 최근에는 소비량이 점차 줄고 있다.

과일의 인기가 수그러드는 원인 배경 가운데는, 과일에 들어 있는 과당이 중성 지방을 증가시킨다는 터무니없는 헛소문이 큰 영향을 미쳤다. 하지만 이것은 진실이 아니다.

제2장에서도 설명했듯이(본문 40쪽), 공업 제품화를 통해 옥수수에서 만들어진 과당과 과일에 들어 있는 천연 과당은 그 성질이 완전히 다르다. 예를 들어, 과일을 많이 먹어도 거기에 들어 있는 과당의 양은 신체에 해를 미칠 만한 수준이 되지 않아 안심하고 얼마든지 먹어도 된다.

영어로 'An apple a day keeps the doctor away.'라는 속담

이 있다. '하루 한 알의 사과를 먹으면 의사가 필요 없다.'라는 의미로, 옛날부터 유럽에서 통용되어 왔는데, 과학적으로도 근거가 있다.

사과에는 식물 영양소가 많다. 그중에서도 폴리페놀계의 **퀘르세틴**Quercetin이라는 물질이 주목 받고 있다. 퀘르세틴은 세포의 노화를 막는 항산화 작용과 더불어, 우리 몸속에서 일어나는 과도한 염증 반응을 억제함으로써 강력한 항암 작용을 한다.

참고로, 퀘르세틴은 사과 외에도 베리류, 곡류, 콩류, 견과류, 녹차, 배추 등의 식품에도 많이 들어 있다. 특히 양파 껍질에 풍부하여 최근 양파 껍질이 건강식품으로 새롭게 주목 받고 있다. 특히 붉은 양파에는 더 많이 들어 있다고 한다. 하지만 양파 껍질은 유기농으로 재배한 것을 먹어야지, 화학 비료로 재배한 것은 먹으면 안 된다.

사과의 효용을 남김없이 활용하기 위해서는 껍질까지, 가능하다면 심지 부분까지 먹는 것이 좋다. 그러나 현재 상황에서는 농약의 위험성도 있기 때문에 사과 껍질은 먹지 않는 편이 낫다. 물론 운 좋게 무농약 사과를 찾았다면 시도해 봐도 좋다.

농약을 쓰지 않고도 사과를 충분히 재배할 수 있지만 대부분의 농가들은 도전하지 않는다. 하지만 다수의 소비자가 안전한 사과를 요구한다면 앞으로 많은 농가들이 무농약 사과를 재배할 것이다. 그렇게 되면 값도 낮아지지 않을까. 하루에 사과 한 개면 식물 영양소를 섭취하는 데 충분하다. 우리의 식생활을 좀 더 적극적으로 개선해 보자.

사과뿐만 아니라 자연에서 키우는 모든 식재료에는 비타민이나 미네랄이 풍부하다. 조리할 필요가 없는 과일은 바쁜 현대인에게는 영양소가 가득한 천연 건강기능식품이다.

단, 과일의 영양가를 충분히 활용하기 위해서는 배부를 때까지 먹지 않도록 한다.

과일은 인간의 소화 효소로 쉽게 소화된다. 과일만 먹으면 위 속에 머무는 시간이 고작해야 30~40분에 지나지 않는다.

그런데 다른 음식, 일례로 동물성 단백질과 함께 먹으면 2~3시간이나 불필요하게 위장 속에 머무르게 된다. (동물성 단백질을 소화하는 데는 시간이 더 걸린다.) 머무르는 동안에 과일 성분이 위액을 옅게 만들어 동물성 단백질의 소화에 좋지 않은 영향을 미친다.

따라서 과일을 먹으려면 식후가 아닌 공복일 때에 먹는 것이 가장 좋다. 위가 텅 비어 있는 아침 공복 시에, 낮에 간식 대용으로, 늦은 밤 출출할 때에 먹으면 가장 적합하다.

옛날에는 도시에서도 정원에 감, 무화과, 비파, 석류나무 같은 과실나무를 심어 과일의 효용을 잘 이용했다. 나의 할머니는 정원에 딸기를 재배하셨다. 또한 많은 집들이 정원에 차나무를 심는 습관도 있었다.

요즘은 딸기의 제철이 겨울이라고 생각하는 사람도 많다. 본래 5월이 제철이다. 성분을 조사해 보면 노지에서 5월에 수확한 딸기가 비닐하우스에서 속성 재배된 겨울 딸기보다 영양가가 훨씬 높다. 자연스럽게 자란 식물이 우리에게 주는 영양적인 효과는 매우 크다.

정원에서 과일나무를 심어 가꾸면 영양가 높은 순으로 맛볼 수가 있다. 옛부터 전해져 내려온 생활 방식에는 인류의 지혜가 가득 차 있다.

출출함은 영양 부족을 알리는 신호

끼니와 끼니 사이에 자꾸 과자 같은 것이 당기는 사람이 있다면 '과자 중독'을 의심해 볼 수 있다.

단것을 원하는 욕구 자체는 지극히 자연스러운 것이고 흔히 일어나는 현상이다. 단지 여기에는 바른 욕구와 그렇지 못한 욕구가 있다는 사실을 알아야 한다.

바르지 않은 욕구 중 하나는 혈당치가 급격히 낮아졌을 때 당분을 원하는 것이다. 이는 떨어진 혈당치를 다시 높이려는 신체의 강한 욕구에 의해 일어나는 현상이다. 다른 하나는 제2장에서 다룬(본문 37쪽), 비타민 C가 고갈되었을 때에 일어나는 단맛에 대한 욕구다.

본래 혈당치가 급격하게 내려가는 일이 있어서는 안 될 뿐더러 비타민 C가 부족한 것도 좋지 않다. 올바른 식사법으로 영양분을 잘 섭취하면 절대 일어날 리 없는 현상이다. 따라서 둘 다 바르지 않은 욕구다.

바른 욕구라 함은 단순히 배만 채우는 것이 아니라, 식사로 포만감을 얻은 후 3시간이 지난 뒤에 기분 좋게 찾아오는 공복감과 식욕을 동시에 느끼는 것이다. 그 욕구는 배고픔과는 전혀 다른 것이다.

한편 기름에 대한 욕구에 농락당하는 사람도 많다. 신체에 반드시 필요한 기름으로는 오메가-3와 오메가-6라는 두 종류가 있다고 이미 설명했다(본문 54쪽). 이 두 종류를 1 대 4 정도의 비율로 섭취하는 것이 가장 이상적인데, 현대의 식생활에서는 의식하지 않으면 오메가-3가 부족하기 쉽고 오메가-6는 과하기 일쑤다. 이 균형이 무너졌을 때, 우리 몸은 기름을 원하게 된다.

이런 상황에서 유분을 다량 함유한 스낵 과자가 눈앞에 있으면 무작정 먹게 된다. 스낵 과자는 기름으로 튀긴 것이 많고, 설령 그렇지 않다고 해도 제조 과정 중에 의외로 기름이 사용되는 경우가 많다. 따라서 기름을 보충하고자 하는 본능적인 욕구가 발동되면 무심코 과자를 집어먹게 되는 것이다.

스낵 과자에 사용되는 기름의 품질이 좋다고 해도 옥수수기름이나 콩기름, 유채씨 기름 등의 오메가-6를 많이 함유한 기름(오메가-3는 아마인유, 차조기 기름, 들기름, 해조류, 콩류에 많다.)이다. 게다가 대부분의 스낵 과자는 우리 몸이 원하는 것을 공급하지 못하는 데다가, 위험한 트랜스 지방산마저 포함하고 있다. 따라서 스낵 과자를 먹으면 먹을수록 오메가-6와 오메가-3의 균형은 무너지고 만다.

출출함을 느끼는 것은 신체에 부족한 영양소가 있다는 신호로 이를 간과해서는 안 된다. 이때 스낵 과자를 먹으면 안 된다.

신호의 근본적 원인이 되는 부족한 영양소를 보충할 수 없기 때문이다. 그뿐만 아니라 몸에 불필요한 다른 것까지 들어와 오히려 균형을 깨뜨리고 식욕을 한층 더 상승시킬 뿐이다.

이성이 작동하면 일단 먹는 것을 멈출 수는 있지만 본래의 욕구까지 잦아들지는 않아 몇 시간 뒤에 다시 식욕이 밀려온다. 부족한 필수 영양소가 보충되지 않은 채 불필요한 물질만 몸속으로 들어오는 일이 반복되다 보면 곧 우리의 몸은 망가지고 만다.

건강기능식품은 완벽하지 않다

영양소가 부족하다고 느끼면 건강기능식품으로 보충하면 된다고 생각하는 사람이 많다. 하지만 이런 방법은 좋지 않다.

최근에는 건강기능식품을 편의점에서도 살 수 있고, 청량음료에 건강 기능을 함유한 영양소를 첨가하는 경우도 있다. 이처럼 건강기능식품이 널리 확산될 수 있는 이유는 값싸게 제조할 수 있기 때문이다.

앞에서 '자연의 일부인 우리는 공업적으로 만들어진 것을 먹고는 건강하게 살아갈 수 없다.'라고 말했는데, 사실 건강기능식품도 공업 제품, 가공식품과 별반 다르지 않다.

오늘날 채소 자체의 영양분이 감소되고 있는 것은 분명한 사실이다. 하지만 그 부족한 영양소를 건강기능식품으로 보충하겠다는 발상은 옳지 않다. 채소를 비롯한 자연계의 식물 속에는 아직까지 우리가 분석해 내지 못한 물질이 무수히 많기 때문이다. 그것이 우리에게 적지 않은 영양을 공급하고 있는 것은 사실이다.

식물의 천연 물질 중에는 우리에게 좋은 작용을 하는 것만 있는 게 아니라, 나쁜 작용을 하는 것도 있다. 좋은 면도 있지만 나쁜 측면이 더 큰 식물은 오랜 세월 동안 먹지 않게 되었다.

따라서 지금 일반적으로 재배되고 판매되는 채소는 인간에게 효용이 더 크다고 인정받은 것이기에 지금까지 살아남을 수 있었다.

수천 년 전에는 약초와 채소를 구별하지 않고 모두 '식물'이라고 표현했다. 세월이 흐르면서 약효가 강한 식물을 허브나 향신료로 분류하기 시작했고, 원래 약초였던 것 가운데 일부는 채소로 분류되기도 했다. 즉 채소도 허브처럼 좋은 작용과 나쁜 작용을 모두 가지고 있다고 볼 수 있다. 게다가 각종 식물의 성분 중에서 현재의 과학 기술로 분석할 수 있는 것은 극히 일부분에 지나지 않는다. 분석하지도 못한 성분을 우리는 채소를 통해 매일 섭취하고 있는 것이다.

그리고 이런 **미발견 물질은 건강기능식품에는 들어 있지 않다**. 아직 분석해 내지 못했으므로 만들어 낼 수가 없다. 그러한 성분 중에는 우리 몸에 없어서는 안 될 중요한 영양소도 분명히 들어 있을 것이다.

여러 종류의 건강기능식품을 챙겨 먹고 있으니 영양이 충분할 것이라는 생각은 단순하기 짝이 없는 착각이다. 공장에서 정제한 건강기능식품으로 도저히 채울 수 없는 물질을 우리는 채소를 통해 섭취해야 한다. 이 사실을 잊어서는 안 된다. 건강기능식품은 결코 완벽하지 않다.

우리가 앞으로 고민해야 할 부분은 **식사의 전체적인 방식과 식량 생산 방법**이다. 그것을 먼저 생각하지 않고 '그것이 부족해서 이걸로 보충했다.', '이것이 부족해서 그걸로 보충했다.'라는 단순한 사고방식을 가진다면 다람쥐 쳇바퀴 돌아가듯 끝없는 악순환에 빠질 뿐이다.

결국 우리의 몸은 과잉 섭취한 화학 물질로 범벅이 되고 말 것이다.

건강기능식품 과잉 섭취의 함정

어떤 물질이든, **과다 섭취는 인간의 신체에 큰 해**가 된다. 그 이유는 인류가 오랜 세월 동안 먹을 것이 부족한 상황은 많았어도 과잉 섭취했던 적은 없었기 때문이다. 우리 몸은 과잉으로 들어온 것에 대응할 능력이 없다. 따라서 과다한 섭취는 하지 않는 것이 좋다.

건강기능식품을 먹을 때도 가장 위험한 것이 과잉 섭취다. 수용성 비타민은 소변으로 배출되니까 많이 먹어도 괜찮다고 말하는 사람이 있는데, 결코 그렇지 않다. 소변으로 배출될 때까지 신체에 큰 부담을 주기 때문이다. 특히 미네랄계 건강기능식품의 과잉 섭취는 신체에 큰 위험을 안겨 준다.

예를 들자면, 셀러리나 양상추에 많이 들어 있는 셀레늄Selenium 이라는 물질은 중요한 미네랄이다. 이것은 체내에서 항암 효과를 발휘하는 물질이다. 하지만 지나치게 많이 먹으면 오히려 암을 조장한다. 적당히 먹으면 항암 기능을 하지만, 지나치게 많이 먹으면 오히려 발암 물질이 된다.

아연도 적당량을 섭취해 주지 않으면 죽음에 이를 수도 있게 하는, 인간에게 반드시 필요한 미네랄이다. 만일 아연이 부족하면 상처도 제대로 아물지 않고, 남성이라면 전립선에, 여성이라면 생식기관에 문제가 발생한다. 하지만 이것도 지나치게 섭취하면 우울증 경향이 나타나는 등 큰 부작용이 있다. 다시 말해, 아연의 부족은 우울 경향으로 이어지고, 아연의 과잉 역시 우울 경향으로 나타난다.

철분도 인체에 미치는 영향력이 크다. 안이한 마음으로 철분제를 섭취하다가 적정한 복용량을 넘어 버리면 암이 발생할 위험이 커진다. 철분은 체내에서 **활성산소**를 만드는 과정에 관여하기 때문이다. 철분은 활성산소의 발생을 촉진하고, 활성산소는 암의 원인이 된다.

철은 인체에 필수적인 영양소인 동시에 암세포에게도 필수 영양소로 작용한다는 문제가 있다. 철분을 지나치게 섭취하면 그것이 암세포의 분열을 촉진해 암세포를 증식시킬 수 있다는 설이 유력하게 거론되고 있다.

철은 바이러스나 병원성 박테리아의 영양원이기도 하다. 따라서 바이러스성 인플루엔자에 걸렸을 때, 철분제를 먹으면 바이러스가 더욱 빠르게 증식한다. 그것도 모르고 별 생각 없이 철을 섭취했다간 큰일 난다.

우리가 감염성 질병에 걸리면 대개 고열이 난다. 열이 나는 것은 몸이 자기 스스로를 회복하는 과정이다. 철을 영양분으로 삼아 생존하고 증식하는 바이러스는 고열 상태에서 철분을 흡수하지 못한다. 몸이 열을 올려서 바이러스가 더 이상 번식하지 못하도록 철분의 흡수를 차단하는 것이다. 하지만 이때 해열제로 열을 내리면 바이러스는 철을 양분으로 삼아 다시 증식한다.

만일 감기가 바이러스성이라면 철분제를 먹지 않는 것이 좋다. 철분을 다량 함유한 육류나 어류 같은 동물성 식품을 대량으로 섭취하면 오히려 역효과만 난다. 차라리 열을 내면 바이러스가 힘을 쓰지 못해 감염성 질병을 빨리 고칠 수 있다.

예전부터 감기에 걸려 열이 나면 밥을 먹지 말고 누워 있으라고 했다. 몸이 회복되기 시작하면 곱게 간 사과 등을 주었다. 소화기가 비어 있기 때문에 가장 영양분이 많고 소화가 잘되는 과일부터 먹였다.

감기에 걸렸을 때, 영양가 높은 음식을 먹지 않으면 치솟던 열도 이내 떨어진다. 이후 과일을 조금씩 먹어 주면 몸은 말끔하게 회복되기 시작한다.

철분을 섭취하고 싶다면 건강기능식품 따위에 의지하지 말고 정제되지 않은 곡류나 콩류부터 섭취하도록 한다. 또한 유기농 채소나 말린 과일에도 철분은 풍부하게 들어 있다.

주위에는 우수한 건강기능식품 조언자들이 있다. 그들은 어느 건강식품 몇 밀리그램 혹은 몇 마이크로그램을 얼마 동안 섭취하면 인체에 어떤 좋은 작용을 하는지 측정해 준다.

그런 뛰어난 지식을 가진 전문가의 지도하에서 건강기능식품을 섭취한다면 동의한다. 하지만 채소 섭취가 부족하다는 이유만으로 건강기능식품을 섭취하겠다는 발상은 위험하기 짝이 없다.

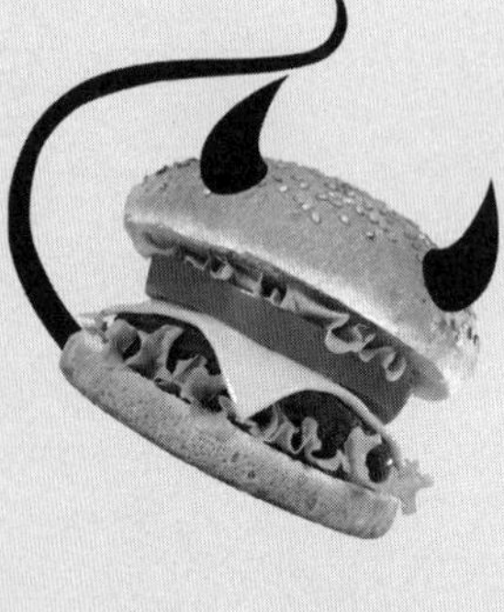

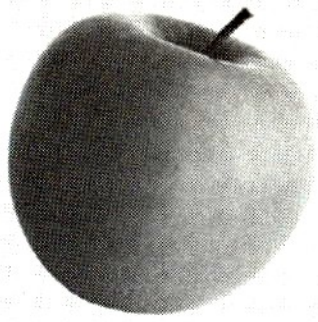

제5장

좋은 기름으로 노화 속도를 늦춰라

기름의 장점과 단점

음식에 관심이 없는 사람일지라도 안에 포함된 지방의 양만큼은 신경 쓰는 경우가 많다. 식품을 선택할 때, '저지방'이라는 문구가 있으면 일단 안심하는 현상은 '지방은 나쁘다.'라는 인식이 상식처럼 자리 잡았기 때문이다.

하지만 기름이라고 해서 다 같지는 않다. 전부 나쁜 것만도 아니다. 탄수화물에 섭취해야 할 복합 탄수화물과 섭취해서는 안 될 단순 탄수화물이 있는 것처럼, 기름에도 섭취해야 할 기름과 섭취해서는 안 될 기름이 있다.

제3장과 제4장에서도 다뤘지만, 우선 몸을 만드는 데 없어서는 안 될 기름은 반드시 식사를 통해 섭취해야 한다.

왜 기름은 꼭 필요할까? 그것은 인체를 구성하는 60조 개에 이르는 세포 하나하나를 덮고 있는 세포막이 기름으로 이루어져 있기 때문이다. 또한 기름은 신체 조절 물질인 에이코사노이드의 재료이기도 하다. 면역력을 높이고 에너지원이 되는 것 외에도 여러 가지 중요한 역할을 맡는다. 따라서 '지방은 나쁘다.'라고 맹신하고 모든 기름을 차단해 버리면 몸은 고장이 난다. 유분을 조금도 섭취하지 않거나 한 종류의 기름만을 먹는 다이어트 방법은 위험하기 짝이 없다.

세포막은 주로 오메가-3와 오메가-6 지방산으로 합성된 인지질, 단백질, 콜레스테롤로 구성된다. 오메가-3와 오메가-6는 여러 가지 상황 변화에 따라 신체를 적응시키는 생리 활성 물질인 류코트리엔, 프로스타글란딘, 트롬복산 등 이른바 에이코사노이드의 원재료가 되기도 한다. 이렇게 중요한 역할을 하는데도 오메가-3와 오메가-6는 체내에서 생성되지 않는다. 따라서 이 2종류는 필수 지방산으로 지정되었다.

오메가-9도 중요한 지방산이지만 오메가-3와 오메가-6가 있으면 체내에서 합성할 수 있으므로 필수적인 것은 아니다. 다만, 몸속에서 여러 좋은 작용을 하므로 평소에 조금씩 섭취해 주는 것이 좋다.

결국 이 3종류의 지방산은 적극적으로 섭취해야 할 기름이다. 각기 식물성 기름에 다량으로 함유되어 있고, '불포화 지방산'으로 크게 분류되며, 실온에서는 액상 형태로 존재한다. 체내에서 이들의 기능은 조금씩 다르다.

제4장에서도 설명했듯이 오메가-3와 오메가-6는 1 대 4 정도

의 비율로 섭취하는 것이 바람직한데, 현대 식생활에서는 아무래도 오메가-3가 부족하기 쉽다. 통상적인 섭취량을 살펴보면 압도적으로 오메가-6에 편중되어 있다.

한국에서도 〈2014 국민건강통계〉에 따르면, 에너지 섭취량 변화에 있어 탄수화물 섭취량은 감소하고(1998년 315.5g, 2014년 308.0g), 지방은 증가해(1998년 40.1g, 2014년 49.7g) 에너지 섭취량에 대한 지방의 기여율이 1998년 17.9%에서 2014년 21.6%로 크게 상승했다. 포화 지방산 섭취량은 14.1g, 단일 불포화 지방산은 15.3g, 다가 불포화 지방산은 11.7g이었으며, n-3계 지방산과 n-6계 지방산 섭취량은 각각 1.6g, 10.2g으로 전년과 유사한 결과를 보였다. 포화 지방산, 단일 불포화 지방산의 주요 급원은 돼지고기였으며, 다가 불포화 지방산은 콩기름, 마요네즈가 주요 급원이었다.

섭취해야 할 기름이라는 이유만으로 무턱대고 섭취할 것이 아니라, 아마인유나 들기름처럼 오메가-3를 풍부하게 함유한 기름을 먹겠다는 의지가 중요하다. 가정이나 식당에서 주로 사용하는 옥수수기름, 유채씨 기름, 홍화씨 기름 등 오메가-6를 다량 함유한 기름의 섭취를 줄이면 균형을 잡을 수 있다.

오메가-9은 올리브유에 많이 들어 있는 지방산이다. 파스타 요리를 만들 때나 샐러드드레싱으로 자주 이용한다. 적극적으로 섭취하면 좋지만 현대인의 식생활에서 자주 접할 수 있기 때문에 섭취량에 대해서는 지나치게 신경 쓰지 않아도 된다.

오히려 반드시 염두에 두어야 할 것은 오메가-3다.

과거 우리 식생활에서는 오메가-3가 부족할 걱정이 없었다. 식탁에 자주 올랐던 해조류, 콩류, 고등어나 정어리 같은 등푸른 생선에 오메가-3가 많았기 때문이다.

등푸른 생선에 풍부하게 들어 있는 EPA(에이코사펜타에노산), DHA(도코사헥사엔산)는 '머리가 좋아지는', '동맥 경화를 예방하는' 기름으로 언론 매체에서도 자주 다룬다. EPA, DHA는 오메가-3 지방산인 α-리놀렌산이 체내에서 분해되고 대사되는 과정에서 만들어진다. 동물성이지만 불포화 지방산으로 분류되어 평소 해조류나 콩류, 등푸른 생선을 자주 먹으면 굳이 기름 형태의 오메가-3를 따로 보충할 필요가 없다.

반면 버터나 돼지기름(라드) 같은 동물성 기름은 '포화 지방산'으로 분류된다. 실온에서 고형이나 반고형을 띤다. 몸속에서도 쉽게 굳어, 지나치게 많이 섭취하면 혈액의 점도를 높이거나 동맥 경화를 촉진해 질병의 원인이 된다. 따라서 '포화 지방산'은 반드시 섭취량을 줄여야 하는 기름이다.

또 하나, 본래 자연계에 존재하지 않는 것으로, 섭취하면 안 되는 기름이 있다. 바로 트랜스 지방산이다. '트랜스 지방산'이란 불포화의 식물성 기름을 공업적으로 조작(억지로 압력을 가해 수소 분자를 첨가)해 고형화한 것이다. 조성이 플라스틱과 비슷해 미국에서는 '플라스틱 식품'이라고 불리는 화학 합성물로, 부패하지 않는 특징이 있다. 우리 몸에 들어오면 여러 가지 신체 기능을 흩뜨려 놓기 때문에 '미친 지방'이라고도 불린다.

2015년 6월 미국 식품의약국(FDA)은 가공식품에 트랜스 지

기름의 종류와 특징

종류		함유량이 많은 기름이나 식재	열 적성 특징	몸속에서의 작용
섭취하면 좋은 기름	오메가3-α리놀렌산	아마인유 차조기 기름 들기름 잉카인치 오일 녹색 채소 해조류 콩류 등푸른 생선	가열에 적합하지 않다 쉽게 산화한다 상온에서 액상	● 혈중 중성 지방 수치를 낮추고 HDL 콜레스테롤 수치를 높인다 ● 혈액의 점도를 낮춘다 ● 과잉 섭취하면 출혈하기 쉬워진다 ● 알레르기 증상을 완화한다 ● 동맥경화를 억제한다 ● 뇌 신경의 발육과 기능을 활성화한다 ● 암을 예방하고 암의 진행을 억제한다 ● 면역력을 높인다 ● 지방산, 호르몬을 만든다
	오메가6-리놀산	홍화씨 기름 참기름 옥수수기름 콩기름 유채씨 기름 해바라기씨 기름 호박씨 기름	가볍게 가열 가능 가열로 산화하기 쉽다 상온에서 액상	● 과잉 섭취하면 혈중 HDL 콜레스테롤 수치가 낮아진다 ● 혈액의 점도를 높인다 ● 알레르기를 격화시킨다 ● 체내에서 자잘한 염증을 일으킨다 ● 지방산, 호르몬을 만든다
	오메가9-올레산	올리브오일 아보카도 오일 동백 기름	가열에 적합하다 가열해도 잘 산화하지 않는다 상온에서 액상	● 혈중 HDL 콜레스테롤 수치는 그대로 두고 LDL 콜레스테롤 수치만을 낮춘다 ● 동맥경화 · 고혈압 · 심질환 등의 성인병을 예방하고 개선한다 ● 혈압이나 혈당치를 조절한다 ● 위산의 분비를 제어하고 위산 과다나 위궤양을 예방한다 ● 변비를 개선한다
섭취하면 나쁜 기름	포화지방	버터 치즈 돼지기름(라드) 육류의 기름	상온에서 고체	● 과잉 섭취하면 혈액의 점도가 높아진다 ● 동맥경화를 촉진한다

방산을 사용하는 것을 대폭적으로 제한한다는 조치를 발표했다. '**트랜스 지방산이 안전하다고 말할 수 없다.**'라고 견해를 밝혔다. 이 때문에 2018년 이후 식품 회사가 가공식품에 트랜스 지방산을 사용할 경우, 당국의 허가를 의무적으로 받아야만 한다. 트랜스 지방산의 전면적인 사용 금지는 아니지만, 미국 전체의 규제는 처음이라 그 영향력이 상당할 것으로 예상된다. FDA에 의하면, 미국인이 섭취하는 트랜스 지방산은 2003~2012년까지 80% 가까이 감소했지만 지금도 그 섭취량은 우려할 만한 수준이라고 전했다.

트랜스 지방산은 당뇨병을 비롯해 심장 질환, 뇌졸중 등의 질환과도 연관이 있으며, LDL 콜레스테롤(유해 콜레스테롤) 수치를 상승시키고 HDL 콜레스테롤(유익 콜레스테롤) 수치를 낮춘다고 한다. 이처럼 성인병의 원인이 되는 트랜스 지방산은 앞으로 미국에서 전면적으로 사용이 금지될 가능성이 있다.

이번 FDA의 조치가 다른 나라에도 어떤 영향을 미칠지 기대가 크다. 이럴 때일수록 소비자는 올바른 지식과 정보를 받아들이고 트랜스 지방산에 대한 경각심을 높여야 겠다.

마가린이나 스낵 과자를 먹을 때마다, 플라스틱의 마이크로 분자 물질이 신체 조직을 서서히 잠식한다고 상상해 보자.

트랜스 지방산의 문제에 대해서는 제3장에서도 당뇨병의 3대 원인 가운데 하나로 이미 설명했으므로 여기서는 더 이상 다루지 않겠다. 단지 트랜스 지방산 섭취가 얼마나 위험한 일인지 다시금 강조하고 싶다.

산화한 기름은 맹독

앞에서 섭취해야 할 기름과 섭취해서는 안 될 기름이 있고, 기름에도 여러 종류가 있다는 사실을 살펴보았다. 그런데 같은 종류의 기름이라도 사용 조건에 따라 좋은 기름이 될 수도 있고 나쁜 기름이 될 수도 있다는 사실은 사람들에게 그다지 알려져 있지 않다.

섭취해야 할 좋은 기름의 대표적인 예로 등푸른 생선의 기름에 함유된 불포화 지방산을 들 수 있다. 하지만 이 불포화 지방산에는 포화 지방산에는 없는 중대한 결점이 하나 있다.

바로 산화하기 쉽다는 것이다.

그중에서도 산화 반응이 가장 빠른 것은 오메가-3다. 흔히 등푸른 생선은 탈이 나기 쉽다고 한다. 이는 생선에 대량으로 들어 있는 오메가-3가 빠르게 산화하기 때문이다. 신선도가 떨어지면 생선 특유의 비린내가 나는데 그것이 바로 산화한 기름 냄새다.

'산화한 기름'은 우리 몸에 맹독猛毒이다. 산화 여부를 모르고 먹으면 방어 반응으로 구토나 설사 등이 일어난다.

상온에서 방치해도 산화가 금방 일어나는데, 열을 가하면 더욱 급속하게 산화 반응이 진행된다. 오메가-3는 70℃를 넘으면 성분이 분해되며 극심한 산화 반응이 일어나기 때문에 가열하면 안 된다. 샐러드에 넣어 생으로 먹거나 냉장 보관을 하더라도 가급적 빠른 시일 내에 먹어야 한다.

그러면 등푸른 생선을 굽는 건 위험할까?

이런 의문을 갖는 사람도 있을 것이다. 미리 말해 두면, 구운 생선에 포함된 산화 기름의 양이라면 그리 문제가 되지 않는다. 매일 먹는다면 몰라도 당장에는 큰 문제가 발생하지 않을 것이다. 그래도 신선한 등푸른 생선을 회로 먹는 편이 오메가-3를 섭취하는 데에는 보다 유익할 수 있다. 단, 구운 생선의 탄 부분에는 발암 물질이 들어 있으므로 조심해야 한다.

다음으로 산화하기 쉬운 것은 오메가-6로, 170℃에서 급속히 산화가 시작된다. 일반적으로 튀김은 유채씨 기름, 옥수수기름, 홍화씨 기름 등 오메가-6의 기름을 사용하는 경우가 많다. 따라서 근본적으로 튀김은 몸에 좋지 않다. 가볍게 볶은 정도라면 허용 범위일지도 모르지만 고열로 조리할 때는 가급적 올리브유를 사용한다.

올리브유에 많이 들어 있는 오메가-9은 240℃에서 산화가 시작된다. 3가지 중에서는 가장 산화되지 않는 기름이라고 볼 수 있다. 올리브유는 볶음 요리에, 참기름은 요리 마지막 단계에서 향을 더하는 정도로 이용한다. 그래도 튀김이 먹고 싶으면 값이 비싸더라도 올리브유로 튀기자.

가령취(노인 냄새)는 몸이 산화한다는 증거

산화한 기름, 즉 산소가 붙은 지방 분자는 **과산화지질**이라는 맹독성 물질이다. 이것이 체내에 흡수되면 활성산소가 발생하고 주위 세포를 점차 산화시킨다.

그 결과 혈관이나 세포의 기능이 손상되고, **활성산소**는 세포 내에도 침입해 핵에 있는 DNA에 상처를 낸다. 이렇게 세포가 변이하면 암세포가 된다.

몸에 있어 활성산소는 맹독인데, 때때로 필요한 경우도 있다. 정상적인 세포에 상처를 내는 일면도 있지만, 몸속에 들어온 세균이나 바이러스를 제거하는 역할도 하기 때문이다.

원래 호흡하기만 해도 몸에 들어온 산소의 2~3%는 활성산소가 된다. 이 정도의 적당한 활성산소는 몸에 필요하지만, 필요 이상으로 대량 발생되었을 때가 문제다.

과산화지질을 흡수해 활성산소가 증가하면 본래 몸속에 들어 있던 지질도 산화되어 점차 과산화지질의 양이 증가하고 활성산소도 한층 더 많아지는 악순환이 일어난다. **신체가 심하게 노화하는 것**이다.

40세를 넘길 즈음부터는 산화에 대한 저항력이 떨어지기 시작해 체내에서 과산화지질이 증가하고, 노네날Nonenal이라는 물질이 피부에 발생한다. 노네날은 가령취加齡臭, 즉 **노인 냄새의 원인 물질**로서 불포화알데히드Unsaturated aldehyde의 일종이다. 이삼십 대에서는 거의 검출되지 않는 데 비해, 40대 이후가 되면 남녀 모두 검출되는 빈도와 양이 증가한다.

자기 자신은 가령취를 잘 알아차리지 못하지만 주위 사람은 이 때문에 불쾌해진다. 방치했다가는 비즈니스에서도 큰 문제가 된다. 하지만 이것의 더 큰 문제는 **생사에 관한 중대한 현상**이라는 점이다.

가령취가 난다는 것은 신체의 산화가 상당히 진행되어 위기 상태라는 신호다. 암뿐만 아니라 비만이나 당뇨, 고혈압 같은 성인병의 위험군에 속할 가능성이 높음을 나타낸다. 심각하게 받아들이고 당장 대처해야 할 상황인 것이다.

문제점을 줄이려면 우선 동물성 단백질과 동물성 지방을 가급적 섭취하지 말아야 한다. 그리고 한 걸음 더 나아가 신체의 산화를 멈춰 줄 항산화 물질을 풍부하게 함유한 음식, 즉 채소를 적극적으로 먹어야 한다.

담배를 피우면 담배에 들어 있는 니코틴이 땀의 배출을 촉진해 체취가 더욱 심해지는 동시에 체내의 비타민도 대량으로 빠져나간다. 항산화 물질로 작용하는 비타민 C가 몸 밖으로 배출되므로, 몸은 저절로 산화를 막을 수 있는 능력을 잃는다.

가령취를 예방하기 위해서는 금연이 중요하다. 또한 음주 뒤에 라면으로 출출함을 달래는 습관도 독이 된다. 술로 인해 간에 무리가 온 뒤에 동물성 단백질이나 동물성 지방이 가득 든 라면을 먹으면, 몸이 그것을 제대로 처리하지 못해 몸속 기름이 급격하게 산화하고 노네날 역시 빠르게 증가한다.

튀김은 과산화지질 범벅

프랜차이즈 주점에 가면 고기 같은 동물성 식품을 재료로 삼은 메뉴가 압도적으로 많다. 그것은 어디까지나 편리성 때문이다.

가게 입장에서는 채소 요리를 내놓는 것이 위험하다. 날씨의 영향을 많이 받는 채소는 구입 단계에서 일정 수준의 상품이 들어온다는 보장이 없다. 게다가 최근에 프랜차이즈 주점에서는 조리 기술이 없는 아르바이트생을 고용해 조리를 담당하게 하다 보니 매뉴얼화된 메뉴 이외의 요리를 제공하지 못한다. 따라서 채소를 구입해도 적절하게 활용하기가 어렵다.

육류 요리는 반쯤 조리된 냉동식품을 데우기만 해서 내놓을 수 있으니 당연히 육류 요리가 많다. 그중에서도 특히 튀김 요리가 가장 많다. 조리법도 편리하고, 식재료의 질이 다소 떨어져도 진하게 양념한 뒤 다시 튀겨 내면 아무도 모르기 때문이다. 저가의 튀김 기름을 사용하거나 기름 교체 횟수를 줄여서 손쉽게 비용을 낮출 수 있다. 인체에 유해하지만 값이 싸서 유지나 트랜스 지방산을 대량으로 함유한 쇼트닝을 사용하는 곳도 있다. 식재료든 튀김유든 싼 것을 쓰면 얼마든지 비용을 낮출 수 있다.

하지만 육류 요리, 튀김 요리는 몸에 치명적이다.

우선 동물성 단백질을 섭취하는 것은 동물성 지방도 함께 섭취한다는 의미다. 앞에서 다루었듯이 동물성 '포화 지방산'은 원래 삼가야 하는 기름이다. 게다가 튀김유는 아무리 새 기름을 사용해도 올리브유 이외에는 튀기는 시점에 이미 극심하게 산화 반응이 일어난다. 이런 기름으로 튀긴 식품은 틀림없이 과산화지질 범벅이다.

일반 가정에서도 튀김유를 사용한 후에 걸러서 몇 번 더 사용한다. 외식 체인점은 비용을 낮추기 위해 당연히 기름 교체 횟수를 줄인다. 어떤 식당은 무슨 비법 소스라도 되듯이 몇 주 동안 한 번도 교환하지 않은 기름에 새 기름을 보충하기도 한다.

그뿐만 아니라 기름 자체의 품질도 조악하다. 기름의 원재료인 채소나 대두는 대부분 유전자 변형 작물이다. 이건 그나마 나은 편이다. 비용을 더 낮추기 위해서 더 저렴한 팜유(원재료는 기름야자)로 만든 쇼트닝을 사용하기도 한다. 그러면 튀김은 일정 단계 산화가 진행되어 독성이 강한 물질로 변한다.

튀김이 나쁘다는 말을 기름진 음식이 몸에 나쁘다 쯤으로 이해할지도 모르겠다. 따라서 먹은 양이 많지 않으면 문제없다고 생각할 수 있다. 하지만 이는 그리 간단한 문제가 아니다. 프랜차이즈 식당에서 튀김을 먹는 행위는 위험한 맹독을 목숨 걸고 먹는 것과 같다.

혼자서 할 수 있는 가령취 대처 방안

먹자마자 몸에 미치는 영향을 바로 알 수 없다. 몇 개월 뒤 아니면 몇 년 뒤에 나타나기도 한다. 이처럼 식습관을 바꿔도 그 효과가 즉각 나타나지는 않는다. 그렇다고 해서 포기하면 안 되고, 좋은 식습관을 꾸준히 이어 가야 한다.

성인병에 걸리는 이유는 나쁜 습관을 지속하기 때문이다. 나쁜 습관은 하루빨리 끊고 좋은 습관을 꾸준히 실천하자.

앞으로는 친구와 술을 마실 때, 아무 생각 없이 주문해 왔던 육류나 튀김 요리 대신 다른 메뉴로 바꿔 보는 것이 어떨까. 만일 심플한 두부 요리가 있다면 망설이지 말고 주문해 보자. 가능하다면 마나 미역(미역귀)처럼 끈끈한 점액이 있는 식품도 곁들이면 더 좋다. 콩에는 이소플라본Isoflavone, 레시틴Lecithin 등 우리의 건강을 지켜 주고 증진해 주는 영양분이 풍부하게 들어 있다. 또한 대두 단백의 주요 성분인 β-콘글리시닌Conglycinin이라는 물질은 체내의 중성 지방을 연소하는 데 도움을 준다. 콩을 발효시킨 청국장(일본의 낫토) 등의 발효 식품은 인체의 면역력을 강화해 준다.

양배추와 토마토도 눈에 띄는 대로 먹자. 마요네즈나 드레싱을 뿌려 먹지 말고 가능한 한 아무것도 뿌리지 않거나 약간의 소금만 뿌려서 먹는다. 이때 소금은 '염화나트륨' 99%의 화학 소금이 아닌 천일염 같은 자연 소금이 좋다. 빈속에 생채소를 먹는 습관이 생기면 그것만으로도 건강에 상당히 좋다.

해조류를 이용한 요리도 좋고 등푸른 생선을 조금씩 회로 즐겨도 좋다. 정어리나 꽁치 등의 등푸른 생선에는 우리의 몸에 절대적으로 필요한 오메가-3 지방산이 많이 들어 있어 좋다.

조금이라도 더 채소를 먹기 위해 노력하고, 튀김 요리는 주문하지 않도록 한다. 감자를 높은 온도에서 튀기면 아크릴아미드Acrylamide라는 발암성이 의심되는 유해 물질이 만들어진다.

튀김 기름의 산화로 인한 해까지 생각하면 상황은 훨씬 더 심각해진다. 어쨌든 감자튀김은 절대적으로 먹지 않겠다고 다짐하도록 하자.

아크릴아미드는 플라스틱 제품과 방수제를 만들 때 사용되는 화학 물질로, 여러 가지 식품 속에 함유되어 있다. 2005년, 유엔 식량농업 기구FAO와 세계 보건 기구WHO가 공동 설립한 식품첨가물전문가위원회JECFA는 건강에 해를 끼칠 수 있는 '발암 물질'이라고 규정했다. 전문가들은 '섭취한 양과 발암 위험이 관련 있다.'라고 결론 내렸다. 아크릴아미드는 120℃가 넘는 온도에서 음식을 조리할 때 생성된다. 감자나 고구마처럼 탄수화물이 풍부한 식품을 고열에서 조리할 경우에 발생한다. 튀김류, 감자튀김, 과자, 도넛 등이 함유량이 비교적 높다. 곡류 시리얼 등은 중간 정도이고 끓여서 조리한 식품은 발생 위험이 그다지 높지 않다. 유럽과 캐나다는 2009년에 독성 물질로 분류했지만, 미국과 우리나라는 위험성에 대한 경고나 학문적인 접근이 이루어지지 않고 있다. 학계 일부에서 논문을 통해 위험성을 인지하고는 있으나 아직까지 사회 전반에 걸쳐 전혀 알려지지 않고 있다.

만일 배가 고파지면 집에 돌아와 냉장고에서 생채소를 꺼내 먹는다. 토마토, 양배추, 방울양배추, 양상추, 오이, 셀러리, 무, 무청 등의 채소를 된장이나 간장, 천일염으로 살짝 간해서 먹으면 좋다. 마요네즈나 드레싱은 가급적 자제한다.

채소를 먹으면 효소를 듬뿍 섭취할 수 있으므로 건강이 크게 향상될 수 있다. 채소를 고를 때나 조미료를 고를 때도 이왕이면 품질이 좋은 것을 고르자.

한 가지 더 필요한 습관은, 술을 마신 다음 날 아침에는 과일을 충분히 먹어 주는 것이다. 과일만으로 부족한 경우에는 과일을 먹고 나서 40분 뒤에 녹즙이나 스무디 등을 또 만들어 먹으면 좋다. 숙취 해소로 달콤한 인공 음료를 마시거나 패스트푸드, 과자나 빵 등의 흰 밀가루를 먹지 않도록 주의한다. 우유도 마시지 않는 편이 좋다.

업무 중에 공복감을 견디기 어렵다면 말린 과일이나 견과류를 먹는다. 말린 과일과 견과류에는 '붕소'라는 미네랄이 들어 있는데, 뇌에 좋은 작용을 하는 것으로 알려져 있다. 붕소가 결핍되면 기민성과 주의력, 특히 단기 기억력이 저하된다. 붕소에는 뼈를 튼튼하게 해 주는 기능도 있다.

1998년, 미국 농무부의 연구 결과에 따르면, 붕소가 적게 든 음식을 섭취한 사람들은 두뇌 활동성이 떨어졌다. 붕소를 공급해 주는 식품은 채소, 말린 과일, 아몬드나 호두 같은 견과류, 사과다. 특히 사과에는 기억력을 향상하는 아연이 많이 함유되어 있다. 말린 과일과 견과류는 '브레인 푸드Brain food'라고 불리는데, 호두나 아몬드를 중심으로 몇 종류의 견과류를 챙겨 먹으면 좋다. 호두에는 오메가-3 지방산이 듬뿍 들어 있고, 아몬드에는 오메가-9 지방산과 비타민 E가 들어 있어서 항산화력이 올라간다.

말린 살구나 말린 무화과에는 칼슘, 마그네슘, 칼륨, 철분, 망간 등의 미네랄이 가득하다. 식이섬유도 풍부해 혈중 콜레스테롤 수치를 낮춰 준다. 다만 말린 과일 중에는 기름으로 코팅된 것이나 착색된 것도 있기 때문에 주의가 필요하다.

또한 술을 마시러 가거나 밥을 먹으러 갈 때는 적극적인 자세로 음식점을 선택해야 한다. 적어도 프랜차이즈 음식점은 피하는 것이 좋다. 여기서 나오는 음식은 '센트럴 키친Central kitchen ; 계열 점포에 식품 재료를 공급하기 위한 중앙 공급식 주방형 공장'이라 불리는, 식품 공장에서 만든 것이 대부분이다. 프랜차이즈 음식점에서 제공되는 음식은 공업 제품일 뿐이지 식사로서의 가치가 없다.

그러면 어떻게 해야 좋을까?

우선 개인이 경영하는 식당을 선택하는 편이 좋다. 이런 곳에서도 물론 진공팩에 담긴 식재료를 이용하는 경우가 있다. 식당마다 차이는 있겠지만, 그래도 프랜차이즈 음식점보다는 훨씬 나을 가능성이 크다. 이런 식당들 중에서 주인이 신중하게 식재료를 고르고 다듬고 조리하는 곳을 찾아낸다. 다소 까다로운 주문도 받아 줄 수 있도록 주인이나 주방장과도 친밀한 관계를 형성한다. 최소한 어떻게 만들어졌는지도 모르는 메뉴를 먹고 건강을 해치는 일은 없을 것이다.

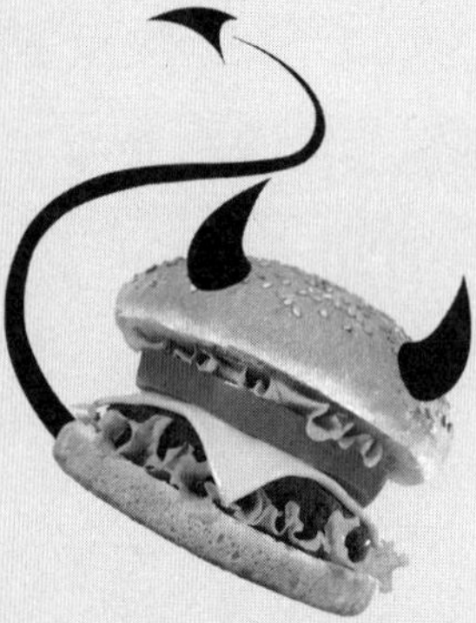

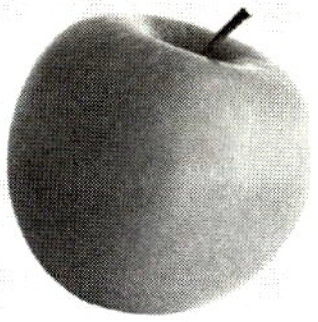

제6장

소금에 관한 거짓과 진실

소금은 정말 해로운가

요리 교실에서 쓰는 소금의 양을 보고 '의외로 많다.'라며 놀라는 사람이 있다. 그들은 완성된 요리를 먹어 보고는 짭짤한 맛에 한 번 더 놀란다. 소금에 대한 강박 관념이 뿌리 깊게 박혀 있기 때문이다.

기름과 마찬가지로 소금을 다량 섭취해도 은근히 죄의식을 느끼는 것이다.

실제로는 탄수화물과 기름처럼 소금에도 '좋은 소금'과 '나쁜 소금'이 있다. 모든 소금이 나쁘기만 한 것은 아니다. 소금은 단순한 조미료에 그치지 않고 꼭 있어야 하는 물질이다. 소금이 없으면 보충하지 못하는 영양소도 있다.

그런데 세상은 분별없이 '저염', '염분 억제'를 권장하며 고혈압의 원인이 오로지 '소금'에 있다는 식으로 매도한다. 따라서 이번 장에서는 소금에 관한 일반적인 상식에 대해 검증해 보고자 한다.

지난 20세기의 3대 테마는 '① 쌀을 먹으면 살찐다, ② 우유는 완전식품이다, ③ 소금을 섭취하면 고혈압이 된다.'였다.

하지만 이것은 거짓이다. 이는 우리의 관념에 꽤나 단단하게 자리를 잡으며 믿음을 주었고, 수많은 사람들이 여기에 감쪽같이 걸려들었다. 게다가 이런 헛소문이 어디서 나왔는지 그 발원지조차 묘연했다.

이를 믿고 잘못된 식생활을 실천해 온 사람이 얼마나 많을까.

헛소문을 유포함으로써 누군가는 혜택을 받는다. 소금을 나쁜 것으로 만들어 돈을 버는 것이다. 그 수혜자 중 첫 번째로 화학조미료 제조사를 꼽을 수 있다.

원래 소금이 고혈압의 원인이라고 생각하게 된 것은 미국인 2명의 연구에서 근거한다. 그중 의학자 르위스 달Lewis Dahl 박사가 1954년에 실시한 역학 조사를 살펴보자. 일본인의 식염 섭취량과 고혈압 발병률의 관계를 조사한 것으로, 아오모리와 가고시마에서 데이터를 수집했다.

가고시마 사람들은 하루 평균 14g의 식염을 섭취했고, 고혈압 발병률은 20%였다. 아오모리 사람들은 하루 평균 28g의 식염을 섭취했고, 고혈압 발병률은 40%였다. 식염의 섭취량도 발병률도 아오모리가 가고시마의 2배였다. 이 조사를 통해서 '소금은 고혈압, 나아가서는 뇌졸중의 원인이 된다.'라는 결론을 이끌어냈다.

다음 해인 1955년에는 동물 실험 결과를 근거로 한 메네리G. R. Meneely 박사의 연구 논문이 발표되었다. 이 실험에서는 10마리의 쥐에게 통상 조건의 20배에 달하는 소금을 6개월 동안 투여했고 마시는 물도 1% 소금물만 제공했다. 결과는 10마리 중 4마리의 쥐가 고혈압을 일으켰고, 나머지 6마리의 쥐는 아무런 변화도 보이지 않았다.

사실 이를 바탕으로 '소금을 과잉 섭취하면 고혈압이 된다.'라는 결론을 이끌어 내는 데는 적잖이 무리가 있다. 쥐에게 투여한 염분량을 인간을 대상으로 환산하면 하루 평균 500g이나 된다.

과연 이것이 신빙성 있는 연구일까. 어떤 인위적인 의도가 개입된 것이 아닐까 한다.

그 뒤 일본에는 저염 운동이 거세게 확산됐고, 후생노동성은 2010년 개정판 〈일본인의 식사 섭취 기준〉에서 하루 염분 섭취량을 남성 성인은 9g 미만, 여성 성인은 7.5g 미만으로 정했다.

이 수치도 도저히 믿을 수 없고 비현실적이다. 라면 한 그릇에 들어간 염분량만 7~8g이라고 하는데 그 정도가 하루 섭취 기준이라니.

건강한 사람에게는 정상적인 생활을 할 수 없을 정도의 수치다. 이를 널리 발표하면서도 행정부는 부끄럽게 생각하지 않았다. 후생노동성 직원은 정말 하루에 10g 이하의 염분만 섭취하며 지내는지 묻고 싶다. 게다가 40년 이상 지속된 저염 운동의 결과가 어떤지 보라. 고혈압 환자의 수가 줄기는커녕 오히려 크게 늘어났다.

한국의 나트륨 목표 섭취량은 2g이다. 〈2014 국민건강통계〉에 따르면, 나트륨은 충분 섭취량에 비해 약 3배를 더 섭취한 것으로 조사됐다. 나트륨의 충분 섭취량 대비 섭취 비율은 여자보다 남자가, 연령대 중에는 30~64세가 상대적으로 높았으나, 연령, 소득, 거주 지역 등과 상관없이 모든 군에서 100% 이상이었다. 나트륨의 목표 섭취량인 2,000mg 이상 섭취자 분율(만 9세 이상)은 79.4%였으며, 나트륨의 목표 섭취량 이상 섭취자 분율이 가장 높은 연령대는 30~49세로, 총 식품 섭취량이 높은 군에서 나트륨 섭취량도 높았다.

1998년 영국 의학전문지 《란세트The Lancent》에 발표된 논문 중에 식염 섭취량과 사망률의 관계를 고찰한 것이 있었다. 남성과 여성을 각기 식염 섭취량이 적은 순으로 4개의 그룹으로 나눠 사망률을 조사해 봤는데, 식염 섭취량이 가장 많은 그룹의 사망률이 가장 낮았고, 식염 섭취량이 가장 적은 그룹의 사망률이 가장 높았다.

25세부터 75세까지의 건강한 성인 약 21만 명을 대상으로 한 미국의 〈국민 영양 조사〉에서 얻은 데이터를 근거로 했기 때문에 어느 정도 신뢰할 수 있다.

요컨대 현 단계에서는 소금 자체는 나쁜 게 아니라는 결론이다. 중요한 것은 우리가 어떤 소금을 선택해서 먹느냐다.

소금과 화학 정제염은 다르다

문제는 바로 '소금의 질'이다.

좋은 소금은 값비싼 소금을 말하는 것이 아니다. 값이 비싸도 질은 떨어지는 소금이 너무나도 많이 팔리고 있다. 프랑스산 ○○소금도, 중국산 ○○소금도, 티베트, 남미, 사해……. 일일이 열거하자면 끝이 없을 정도인데 대부분은 판매자가 멋대로 만들어낸 이야기다.

기호품처럼 가끔 여러 소금을 맛보는 것까지는 말릴 수 없지만, 일상적으로 요리에 사용하는 기본적인 소금은 제대로 골라야 한다.

일본은 1905년에 재무성 전매국을 설치해 소금 전매제를 시작했고 이는 1997년까지 이어졌다. 이후 전매제가 폐지되고 소금 사업법이 제정되어, 경과 조치가 종료한 2002년 4월부터 소금 판매가 자유로워졌다.

메이지 시대 이후 공공의 소금 사업은 일본전매공사에서 일본담배산업으로 이어졌고, 자유화된 뒤에도 다시 재단 법인 소금사업센터로 이관되었다. 그 사이에 바닷물을 염전에 끌어들여 태양열로 농축한 뒤 가마에서 끓이는, 오래 전부터 이어져 내려오던 자연적인 제법이 강제적으로 폐지되었고, 대신 이온 교환막 제염법이라는 제조 방법이 도입됐다.

이것은 전기와 이온 교환막을 사용하는 공업적인 제법으로, 이렇게 만들어진 소금은 바닷물 속의 염소 이온과 나트륨 이온만을 추출하기 때문에 순도가 99% 이상으로 높다. 하지만 천연 소금에 들어 있는 다른 미네랄은 거의 들어 있지 않아 영양적으로 편향된 소금이다.

여기에 큰 문제가 있다.

소금사업센터가 판매하는 이온 교환막 제염법으로 만들어진 식염, 식탁 소금, 정제 소금, 쿠킹 솔트 등의 식용 소금에는 염화나트륨 이외의 미네랄이 거의 들어 있지 않다. 또한 일본 소금 소비량의 대부분을 차지하는 '원염原塩'에도 우리 몸에 필요한 미네랄은 거의 들어 있지 않다.

사실 소금은 소비량의 약 80%가 공업용 원료로 이용된다. 그때 사용되는 것은 오스트레일리아나 멕시코에서 수입되는 '원염'이라는 것이다. 일본의 소금 자급률은 15% 정도(2007년 기준)로 원염의 수입량이 많은 비중을 차지한다. (일본에서 1년간 소비되는 소금은 대략 900만 톤에 이르고, 그 가운데 식용은 약 12%, 나머지인 약 88%는 공업용 등 식용 이외의 용도로 사용된다.)

그 원염의 가격이 천일염의 절반밖에 안 될 정도로 저렴하다 보니 일반적으로 시중에서 판매하는 간장이나 된장, 김치나 매실장아찌, 생선 가공품 등 다양한 가공식품에 사용되고 있다.

더더욱 난처한 일은 원염을 사용하고도 가공식품에는 '천일염' 혹은 '천연 소금'이라고 표시한다는 점이다. 원염 제조 방법을 보면 분명 오스트레일리아나 멕시코 등지에서 바닷물을 건조한 것이니 천일염이라는 표현이 완전히 잘못된 것이라고도 지적할 수는 없다. 하지만 이것이 우리가 일반적으로 생각하는, 햇볕에 건조해서 만드는 소금의 이미지와는 완전히 다른 것임을 알아야 한다.

불리는 이름이 헷갈리다 보니 소비자로서도 소금을 선택하는 일이 결코 만만치 않다. 그래도 소금이 어떤 방식으로 제조되고, 어떤 성분을 함유하는지를 생각해 보고 현명하게 구입하는 습관을 길러야 한다.

고혈압의 원인은 따로 있다

현재 소금의 문제는 판매되는 대부분이 거의 염화나트륨만 들어 있는 화학 정제염이라는 데 있다.

나트륨과 염소의 화합물인 염화나트륨은, 몸속에 들어오면 나트륨 이온과 염소 이온으로 나뉘는데 이것을 대량 섭취하면 소금에 대한 의존증과 비정상적인 욕구가 생긴다.

염화나트륨이 체내에서 분해되면 염소 이온은 알긴산Alginic acid과 결합해 배설되고, 나트륨 이온은 다른 미네랄 특히 칼륨과 함께 몸에 이로운 작용을 한다. 하지만 짝을 이루는 칼륨 같은 미네랄을 적절하게 섭취하지 않으면 체내에는 나트륨 이온의 농도만 높아진다.

나트륨 이온은 근육을 경화하는 성질도 있어서 체내에 지나치게 많으면 근육으로 만들어진 혈관이 더욱 단단해진다. 그렇게 되면 혈액이 원활히 통과하지 못해서 높은 압력이 가해진다.

정확히 말해 고혈압의 원인은 '소금'이 아닌 '나트륨 이온'이다. 따라서 화학 정제염을 먹지 않는 것만으로는 미네랄 불균형은 해소되지 않는다. 현대 식생활에는 아무래도 나트륨의 섭취가 많기 때문이다.

제3장에서 살펴봤듯이 우리는 일상적으로 소금 외에도 화학조미료인 글루탐산나트륨, 이노신산나트륨Sodium inosinate 등의 나트륨을 대량으로 섭취하고 있다. 일부 아미노산만 유달리 증가하면 아미노산 불균형이 일어난다고 설명했듯이, 나트륨 이온의 양이 지나치게 높으면 미네랄의 균형이 깨진다. '나트륨 화합물=화학조미료'를 섭취해서 몸에 이로울 것은 전혀 없다.

한편 칼륨은 부족하기 쉽다. 칼륨은 천연 소금이나 해조류, 콩류, 마, 그 밖의 채소에 들어 있는데, 가공식품 중심의 식생활로는 충분히 섭취하기 어렵다.

단순히 소금의 양을 줄이는 것만으로 '나트륨 과잉, 칼륨 부족' 상태는 개선되지 않는다. 미네랄의 불균형 상태가 지속되면 몸은 길항 관계를 유지하기 위해 나트륨과 균형을 이루어야 하는 미네랄을 요구한다.

우리 몸이 원하는 미네랄은 해조류나 채소류에도 있지만 매우 오래전부터 균형 잡힌 미네랄을 손쉽게 공급했던 것이 천연소금이었다. 따라서 우리는 본능적으로 소금에 대한 욕구가 발생하고 짠 것을 찾는다.

하지만 이때 염화나트륨 99%의 화학 정제염을 먹으면 몸이 원하는 미네랄은 보급되지 않을 뿐더러 나트륨의 농도만 더욱 높아진다. 이 때문에 또다시 짠 것에 대한 욕구가 발생하고 지독하게도 짠 음식을 태연히 먹는 사태가 발생한다.

아미노산도 기름도 그러하지만, 우리 몸은 필요한 물질이 무엇인지 정확히 알려 주는 능력은 없다. 단지 부족한 것이 있는 경우에만 '욕구'라는 형태로 알려 줄 따름이다. 인체는 욕구가 채워질 때까지 계속해서 요구하고, 원하는 미네랄을 보급해 주면 욕구가 이내 사라지는 메커니즘을 갖고 있다.

짠 것이 먹고 싶다면 미네랄 부족을 의심해 보자. 화학 정제염이 아닌 미네랄이 듬뿍 들어간 천연 소금을 섭취하면 그 욕구는 잦아들 것이다.

평소 요리에 사용하는 소금을 화학 정제염에서 천연 소금으로 바꾸기만 해도 고혈압을 개선하는 데 큰 효과를 얻을 수 있다. 천연 소금에도 물론 나트륨은 있다. 하지만 칼륨, 마그네슘, 칼슘 등 다른 미네랄이 풍부해 미네랄의 균형을 쉽게 이룬다.

우리 몸에 필요한 미네랄을 균형적으로 섭취하면 많이 먹지 않아도 욕구가 채워져 소금에 대한 지나친 요구, 과잉 섭취가 일어나지 않는다.

중요한 것은 미네랄의 균형

고혈압의 원인이 나트륨에 있다는 말은 '과잉'을 문제 삼은 것인데, '부족'해도 역시 문제가 되기 때문에 주의해야 한다.

나트륨도 필수 미네랄로서 우리 몸에서 중요한 기능을 맡고 있다.

예컨대 근육이나 심장, 신경의 세포 밖이 나트륨으로 가득해야 정상적으로 기능할 수 있다. 그만큼 귀중한 성분이라서 신장은 소변으로 배출되는 나트륨을 재흡수하는 구조를 갖추고 있는 것이다. 짠맛을 '맛있다.'라고 느끼는 것도 나트륨이 우리 몸에 꼭 필요한 성분이기 때문이다.

나트륨의 체내 함유량은 약 100g으로, 비축량도 이것을 넘지 않는다. 땀을 많이 흘리거나 극심한 설사로 나트륨이 배출되어 부족해지면 혈압이 낮아져 권태감을 느끼거나 심한 경우에는 어지럼증, 쇼크를 일으키기도 한다.

늘 보급될 것을 전제로 하는 미네랄로서, 중요한 것은 '균형'이다.

왜 균형이 중요할까. 인체도 자연의 일부이기 때문이다. 자연은 늘 일정 균형 위에 성립하고 균형 속에서 존재한다. 인간뿐만 아니라 지구상에 존재하는 모든 물질이나 물체가 각각 내재하는 균형 속에서 성립한다.

물질을 더 이상 분해할 수 없을 만큼 세밀하게 나눈 것이 원소인데, 바로 그것이 미네랄이다. 지구상에 존재하는 92종류의 미네랄을 조합해 모든 것이 만들어진다.

생물은 이 미네랄 중에서 약 30종류를 필요로 하는데, 인간이 살아가기 위해 반드시 섭취해야 할 것은 그중 16종류다. 이를 **필수 미네랄**이라고 한다.

필수 미네랄 16종류 중에서도 특히 마그네슘, 칼륨, 칼슘, 인, 유황, 나트륨, 염소의 7종류를 **필수 주요 미네랄**이라고 하고, 셀레늄, 구리, 아연, 코발트, 철, 요오드, 크롬, 망간, 몰리브덴의 9종류를 **필수 미량 미네랄**이라고 나누어 부른다.

바닷물에는 이들 16종류의 미네랄이 모두 들어 있다. 놀라운 사실은 그 조성이 인간의 체액과 거의 비슷하다는 것이다.

그러면 바닷물을 그대로 마시면 되지 않느냐고 반문하는 사람도 있겠지만, 물론 그렇지 않다. 바닷물에는 마그네슘이나 칼륨 등의 성분이 많은데, 체내에 지나치게 많이 들어오면 위험하기 때문이다.

이를 막기 위해서 옛날부터 제염이라는 기술이 있었다. 제염 과정을 거침으로써 쓸모없는 간수 성분을 낮추고 균형 잡히고 이상적인 미네랄을 함유한 소금을 만들었다.

천일염天日鹽이 좋을까 암염巖鹽이 좋을까

소금이 단순히 조미료에 그치지 않고 하나의 식품으로서 우리의 건강에 깊이 관여하는 것에 반론을 제기할 사람은 거의 없을 것이다.

옛날 로마 시대에는 병사에게 소금으로 급료를 지불했을 정도로 소금은 우리에게 반드시 필요한 것이었다. 그 관습이 '샐러리Salary ; 급료'라는 말의 어원이 되었다. 원래 라틴어인 'Sal(소금)'이 변해 프랑스어 'Solde(지급)'가 되었고, 그것이 다시 변해 'Soldier(병사)'가 되는 등 수없이 많은 단어로 파생되었다.

로마 시대 사람들은 녹황색 채소에 소금을 살짝 뿌려 쓴맛을 제거한 요리를 생각해 냈는데, 그것이 '샐러드(소금을 뿌린다는 의미)'의 시작이다. 그 무렵의 채소는 지금처럼 품종 개량이 되지 않아 야생에 가까운 상태였다. 소금을 뿌려서 나쁜 작용을 없앴을 것이라고 짐작해 볼 수 있다.

샐러드는 소금 절임이나 김치와 통하는 부분이 있는 듯하다. 우리가 먹는 방법은 로마의 샐러드보다 훨씬 우수하다. 채소에 소금을 뿌리고 절여서 보존하는 동안 유산 발효를 촉진한다. 이로써 채소의 나쁜 맛이나 잡균도 없앨 수 있고 장도 건강하게 할 수 있다.

하지만 소금이 가진 본연의 효능은 미네랄이 듬뿍 들어간 천일염을 사용할 때에 비로소 발휘된다. 따라서 염화나트륨 99%의 화합물을 '식염'이라고 부르는 것은 바람직하지 않다. 그 차이를 이해하는 사람이라면 의식적으로 '진짜' 소금을 선택해서 섭취해야 한다.

과연 어떤 소금이 좋을까? 물론 지금까지 설명한 바와 같이 천일염, 즉 바닷물로 만든 천연 소금이 가장 좋다. 미네랄의 비율이 5~10%면 식용으로 이용하기에 가장 적합하다. 이때 몇 종류의 미네랄에 편중된 것이 아닌, 바닷속의 미네랄을 광범위하게 함유한 것이 좋다.

주의할 점은 소금의 산지다. 원자력 발전소 사고 이후 방사성 물질이 바다에 흘러 들어간 상황에서, 가능한 한 이러한 영향이 적은 지역에서 생산된 소금을 선택한다.

천연 소금은 크게 바닷물로 만든 '천일염'과 소금바위에서 채취한 '암염'으로 구분할 수 있다. 둘 가운데 어느 쪽이 좋을까? 우리에게는 기본적으로 천일염이 적합하다.

'암염'은 본디 바다였던 곳이 육지가 되어 수천 년 혹은 수만 년 동안 결정화되어 만들어진 소금으로, 원료는 천일염과 마찬가지로 바닷물이다. 단지 염화나트륨 이외의 미네랄 함량이 관건인데, 간수 성분은 무거워서 먼저 결정화하는 성질이 있어 현재 채취할 수 있는 가장 바깥층 암염에는 나트륨의 함유량이 높고, 그 외의 미네랄 성분의 함유량은 해염에 비해 낮다.

먼저 결정화한 무거운 미네랄 성분은 오랜 세월을 거쳐 땅속 깊은 곳의 지하수에 녹아들었다. 이렇게 미네랄을 듬뿍 함유한 지하수가 바로 유럽 등지의 미네랄워터(경수硬水)다.

일본 땅은 화산재 위에 있어 땅속 지하수에는 미네랄이 많이 들어 있지 않다. 땅속에 들어 있는 미네랄을 듬뿍 먹고 자란 농산물을 섭취하고, 또 미네랄을 다량 함유한 광천수를 마시는 유럽인에 비해 일본인은 미네랄이 부족하기 쉽다. 따라서 오래전부터 해염으로 미네랄을 보충하는 방법이 이어져 내려왔다. 우리에게는 암염보다 천일염이 필요하다.

미네랄과 물의 선택

그럼 굳이 바닷물에서 전통적인 방식으로 만든 천연 소금이 아니더라도 유럽산 미네랄워터로 미네랄을 보충하면 되지 않을까. 그러나 몇 천 년, 몇 만 년이나 이어져 온 땅과 그곳에서 뿌리내린 식문화에는 깊은 의미가 있다. 전통은 무턱대고 바꾸지 않는 것이 좋다.

'물이 맞다.'라거나 '물갈이를 한다.'라는 말이 있다. 살고 있던 토지에서 다른 토지로 이주하면, 마시는 물은 물론 요리에 사용하는 물도 당연히 달라진다. 그 땅의 물이 지닌 특유의 미네랄 균형에 적응할 수 있는지의 여부에 따라 그곳에서 살아갈 수 있는지가 정해진다.

이처럼 국내에서 이동하는 것도 몸에 부담이 되는데, 하물며 유럽으로 이주하거나 혹은 단기 여행이라도 간다면 큰 부담이 되지 않을 수 없다.

평소 연수軟水에 익숙한 일본인이 유럽에서 미네랄워터를 마시면 설사하는 경우가 많다. 그것은 미네랄워터에 들어 있는 진한 미네랄 성분(주로 마그네슘) 때문이다.

미네랄 성분은 적당히 섭취하면 몸의 대사 능력을 높이고 여러 가지 기능을 돕고 혈액 순환을 촉진해, 순환 개선과 노폐물 배출에 도움을 준다. 하지만 그 양에는 우리 나름의 한도가 있는 법이다.

한때 유행한 '간수 건강법'은 일반 사람은 절대 따라 해서는 안 된다. 만일 도전해 보고 싶다면 이 건강법에 대해 자세히 알고 있는 의사의 지도하에서 건강을 회복하는 기간에 한정하여 행해야 한다.

흔히 무슨 일이든 '지나치면 부족한 것만도 못하다.'라고 말하는데 특히 먹는 것에 관해서는 '지나치면 부족한 것보다 더 나쁘다.'라는 사실을 명심해야 한다.

물 성분에 대해 알아봤는데, 이제 물을 마시는 것이 얼마나 중요한 일인지에 대해 설명하려고 한다.

우리 몸의 60~70%는 '물'로 구성되어 있다. 따라서 물은 꾸준히 보충해 주어야 한다.

하지만 '수분을 섭취하는' 것과 '물을 마시는' 것은 근본적으로 다르다. 물은 어디까지나 물이라는 것 자체에 의미가 있다. 맥주를 벌컥벌컥 마셔도, 커피를 몇 잔 마셔도, 그것은 그저 **수분** 섭취에 불과하지 **물**을 보충하는 것은 아니다.

우리 몸이 물을 원할 때, 수분을 섭취했으니 물은 마시지 않아도 되는 것이 아니다. 물은 다른 음료로 대신할 수 없다.

물도 자신이 태어나고 자란 토지에서 안전성을 확인한 용수를 마시는 것이 가장 이상적이다. 가열 처리하지 않은, 살아 있는 물을 마시는 것이 제일 중요하다. 하지만 현대 사회에서 지하수를 사용하는 사람은 거의 없다. 그 대안으로, 신뢰할 수 있는 정수기를 달아서 수돗물을 마시는 것도 좋은 방법일 것이다.

마시는 물은 아니지만, 신선한 채소나 과일을 통해서도 신체가 필요로 하는 물을 섭취할 수 있다. 이 물은 고기능 여과 장치로 거른 것과 같다. 다시 말하면, 채소나 과일이 목숨을 걸고 땅속에서 흡수한 가치 있는 물이다. 채소나 과일에서 섭취할 수 있는 물은 보석보다 귀중하다.

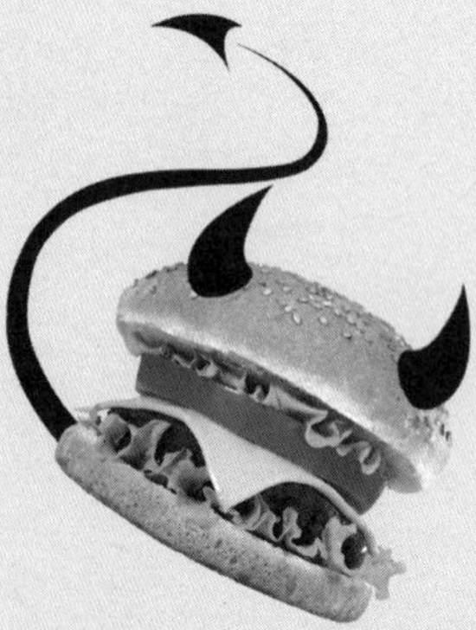

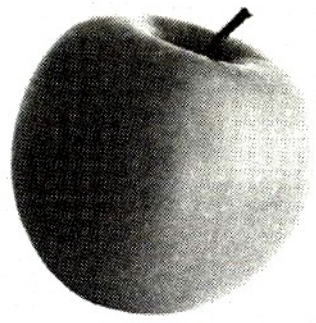

제7장

DNA는 변하지 않는다

식생활의 극적 변화

세계가 가치를 인정하는 음식 문화를 가지고 있으면서도 애석하게 우리는 그것을 버리려 한다. 물론 시대는 변하는 것이라 이런 현상을 어느 누구도 막을 수 없고, 또 변하는 것이 마땅하다. 그 자체를 두고 좋다거나 나쁘다고 섣불리 판단할 수는 없는 일이다.

단지 이런 변화 속에서 휩쓸리다 보면 변해 가는 모습이나 의미를 파악하기 어려워진다. 수십 년 후에는 지금의 변화가 보다 명확하게 보일 것이다. 지금 뚜렷이 알 수 있는 것은 오직 **일본인의 식생활이 크게 변하기 시작한 것은 전쟁이 끝난 뒤**부터라는 사실이다. 전후 70년 동안 우리의 식사 구성은 큰 변화를 겪었다. 이 변화는 누가 봐도 놀랄 만큼의 엄청난 변화였다.

이토록 짧은 기간에 이처럼 식사 구성에 큰 변화를 겪은 민족이 세상에 또 있을까. 인류 역사상 엄청난 변화로 손꼽히는 산업혁명 이전까지의 변화 속도가 너무나 느리게 느껴진다.

먹을거리는 유사 이래로 몇 만 년이라는 오랜 기간에 걸쳐서 조금씩 변해 왔다. 조금씩 조금씩 변해 온 만큼 그 변화에 우리의 몸은 순응할 수 있었다. 변화가 급격하지 않았기에 신체는 변화에 맞출 수 있었다.

지역에 따라서는 대부분의 인류에게 없는 유당 분해 효소를 가진 민족이 있거나, 물개 고기를 주식으로 하는 이누이트Innuit, 에스키모라는 민족도 있다. 그것은 매우 특수한 조건 아래에서 살기 위해 완만하게 순응하며 획득한 특수한 체질로, 몇 십 년이라는 짧은 단위로는 도저히 얻을 수 없다.

우리도 오랜 세월 동안 완만한 역사 속에서 재배 경험을 쌓으며 식생활과 식문화를 형성해 왔다. 그런데 전후 '서구화'를 진행해 온 70년의 세월은 세계에서도 유래를 찾아볼 수 없을 만큼 **격변의 연속**이었다. 하지만 변화의 소용돌이 속에 있던 우리는 맹렬히 변하는 주변 환경을 미처 깨닫지 못했다.

우리 몸은 최근 70년간의 급변에 더 이상 견디지 못하겠다며 비명을 지르고 있다. 그것은 엄청난 국민 의료비로 표출됐다. 물론 환경이나 정신적인 문제 등 그 밖의 여러 요인이 있는 것도 사실이지만, 배경에 무엇보다도 크게 가로지르고 있는 것은 우리가 먹고 있는 식사의 극적인 변화다. 이것이 의료비를 비정상적으로 부풀리고 있다.

그렇다고 해서 70년 전 식생활로 돌아가자고 말할 의도는 없다. 단지 우리 몸을 스스로 제어할 수 없는 상태에 이른 지금, 그 원인을 깨닫고 전통적인 식사를 기본으로 지금 우리에게 어울리는 식생활의 모습을 재발견해 보자는 것이다.

육류 소비 급증이 부른 생산 방식의 위험

70년 전과 지금의 식생활을 비교했을 때, 먼저 가장 큰 변화로 동물성 단백질의 섭취량을 꼽을 수 있다. 전후 서서히 섭취량이 증가해 지금은 우리가 먹는 식품군 중에서 가장 많은 부분을 육류가 차지한다(옆쪽 그래프 참조).

1960~1970년대에는 일반적으로 매일 육류를 먹는 가정이 드물었다. 그랬던 것이 지금은 보통 매일 매 끼니마다 육류를 먹는다. 아침은 베이컨 에그, 점심은 돈가스, 밤에는 불고기. 과거에는 생각하지도 못했던 식생활이 펼쳐지고 있다.

시대가 변하면서 소비량이 증가한 육류지만 그 생산 방식의 안전성에 큰 문제가 발생했다.

본래 소가 먹는 풀에는 우리가 적극적으로 섭취해야 하는 오메가-3 지방산이 듬뿍 들어 있어서 옛날 방식으로 풀만 먹여 키운 소고기나 우유에는 소가 흡수한 오메가-3 지방산을 비롯한 좋은 영양소가 고스란히 남아 있다. 게다가 화학 물질로 오염되지도 않았다. 이런 고기라면 먹을 가치가 충분하다.

매년 국민 1인당 품목별 소비량의 추이

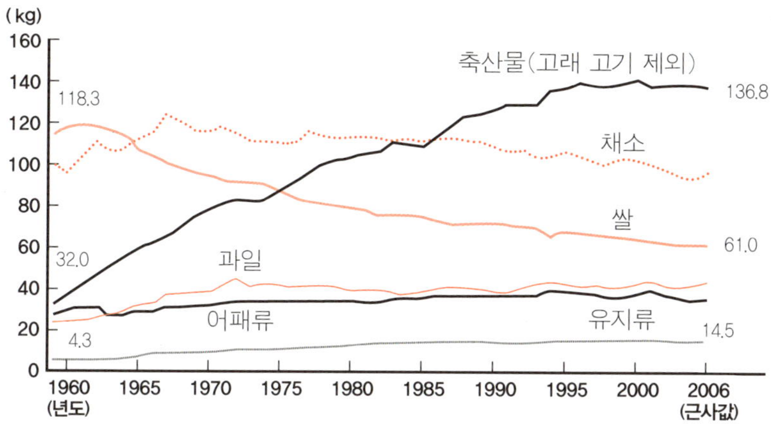

출처 : 일본 농림수산성 〈식품 수급표〉

하지만 지금의 식육 생산의 현실(본문 149쪽)을 안다면, 대부분의 사람들은 고기를 먹지 못할 것이다. 고기를 먹음으로써 얻는 이득에 비해 잃을 것이 훨씬 많기 때문이다.

동물성 단백질을 다량으로 섭취하는 동시에 동물성 지방도 다량으로 섭취하게 되었다. 원재료가 무엇인지도 잘 모르는 '샐러드유'나 '튀김유'라 불리는 식물성 기름의 섭취량도 증가했는데, 대부분 유전자 변형 옥수수를 원료로 한다. 옛날에 비해 튀김 섭취가 굉장히 늘면서 우리는 이것을 다량으로 섭취하고 있다.

지금 우리의 식생활을 보면 과거의 식생활과 전혀 다르다. 우리 몸에 큰 위험이 닥쳤음을 알 수 있다.

우리의 식생활이 급격히 변하면서 몸은 이런 변화에 적응하지 못했다. 불과 3세대라는 짧은 기간 동안에 식생활의 놀라운 변화를 체험했다. 하지만 우리의 DNA는 그렇게 쉽게 변하지 않는다.

콩이 인류의 미래를 구한다

그렇다면 육류가 매일 식탁에 오르지 않았던 예전에는 어떤 음식을 많이 먹었을까.

제1장에서 다룬 〈맥거번 보고서〉에서도 병에 걸리지 않기 위한 가장 이상적인 식사는 전통적인 식사라고 했다. 세계적으로도 가치를 인정받은 전통 식사란 정제되지 않은 곡물을 주식으로 하고, 여기에 콩류, 제철 채소, 해조류, 어패류를 반찬으로 곁들여 먹는 것을 말한다.

전쟁 전까지만 해도 이런 상황에는 큰 변화가 없었다. 꽁치나 정어리 같은 생선을 굽거나 조려서 먹었는데, 이것도 매일 먹는 것은 아니었다. 그 밖에는 채소 조림이나 나물을 먹었다. 구운 두부 튀김이나 어묵 조림 등도 식탁에 단골로 올랐다. 그리고 매 끼니마다 빠지지 않고 먹었던 것은 장아찌였다. 여기에 밥과 된장국이 함께 올랐다. 다채롭지 않은 소박한 것들이었다.

하지만 이렇게 먹어도 영양 부족은 오지 않았다.

포인트는 콩류에 있다.

정제하지 않은 곡류와 콩류를 먹음으로써 신체를 구성하는 단백질 생성에 꼭 필요한 **'필수 아미노산' 9종류를 부족함 없이**

섭취할 수 있었다.

동시에 곡물과 콩류를 통해 섭취한 탄수화물을 에너지화하는 데 필요한 비타민 B_1도 섭취했다. 식사의 기본으로서 더 이상 이상적인 조합은 없을 것이다.

곡류와 콩류를 2 대 1의 비율로 섭취하면, 우리 몸이 가장 효율적으로 제 기능을 발휘할 수 있다. 이것은 아미노산의 섭취라는 측면에서도, 포도당을 섭취해 에너지를 만든다는 측면에서도 모두 바람직하다. 따라서 **곡류와 콩류를 2 대 1의 비율로 먹을 것을 권한다**.

우리는 옛날부터 특별한 일이 있을 때마다 팥이나 콩을 밥에 넣어 지었다. 과학적인 근거를 따지지 않고 당연히 곡류와 콩류를 함께 먹었던 것이다. 그뿐 아니라 된장이나 간장, 두부 등의 다양한 형태로 빈번하게 콩을 식탁에 올렸다. 팥소나 콩가루를 이용한 과자에 이르기까지 콩류는 다방면에서 이용되었다.

그런데 이상하게도 2 대 1의 비율로 곡류와 콩류를 먹으면 육류나 어류를 먹고 싶은 욕구가 생기지 않는다. 신체가 육류나 어류를 원하지 않는 것이다. 이는 필수 아미노산을 충분히 섭취하면 체내에서 필요한 단백질이 이미 충분히 합성되어, 더 이상 단백질을 섭취할 필요가 없기 때문이다.

이러한 느낌은 직접 체감해 보지 않으면 알 수 없다.

식사의 총량을 따져 보면 우리 몸은 필요 이상으로 섭취하지 않는다. 부드러운 쌀밥만 먹으면 과식하기 쉬운데, 정제도가 낮은 곡류와 두부를 함께 먹으면 맛있게 먹으면서도 과식하지 않을 수 있다. 인간의 몸은 그런 시스템으로 만들어졌다.

결국 곡류와 콩류를 이상적인 비율로 먹으면 체중을 줄이기 위해 힘들게 다이어트를 할 필요도 없다.

서구화되기 이전에는 생활습관은 물론 식생활 때문에 당뇨병이나 비만으로 고민하는 사람이 많지 않았다. 당시의 식생활로 돌아가면 문제를 해결할 수 있지 않을까 싶다.

그렇다고 채식주의를 권할 생각은 없다. 소박하고 금욕적인 식사를 철저히 실천하라는 것도 아니다. 육류를 일절 먹지 말라는 것도 아니다. 단지 비정상적으로 많은 양의 육류를 섭취하는 식생활을 개선하기 위해 지금보다는 섭취량을 훨씬 줄여야 한다는 것이다.

물론 지금도 예부터 전해 오는 자연 친화적인 방법으로 소와 돼지를 키우는 축산업자가 있다. 이렇게 생산한 육류는 안전하지만, 사육 방법이 대량 생산과 대량 소비에는 적합하지 않아서 대개는 시장에 나오지 않는다. 특별한 루트를 거쳐 비싼 돈으로 거래될 뿐이다. 따라서 이런 안전한 고기는 일반적으로 먹기 어렵다. 특히 매년 평균 소득이 낮아지고 있는 지금, 이런 고가의 것을 매일 먹을 수는 없다. 하지만 가끔 먹는다면 괜찮지 않을까.

원래 1960~1970년대까지의 우리 식생활이 이러했다.

그때 그 시절을 그리워하는 복고 분위기를 타고 좀 더 적극적인 방법을 동원해 식생활을 개선할 수 있는 식사법으로 다시 돌아가 보면 어떨까.

이는 단순히 식사의 변화에 그치는 것이 아니라 생활의 개혁이라고 할 수 있다.

'콩을 좀 더 식탁에 올린다.'

'소량이어도 좋은 것을 제대로 먹는다.'

앞으로 우리가 실천해야 할 식사법이란 바로 이런 것이다.

화학조미료 대신하는 간단한 맛국물

일본과 한국을 비롯한 아시아의 전통적인 식사 중에서 중요한 위치를 차지하는 것은 맛국물이다.

우리는 세계인이 인정하는 음식 문화를 가지고 있다. 우리의 요리를 배우기 위해서 먼 외국에서 찾아와 몇 년간 수련하는 사람도 많다.

그중에서도 으뜸으로 꼽히는 요리는 대부분 맛국물을 이용한다. 맛국물은 실로 놀랍다. 일본에서 가장 일반적으로 사용하는 맛국물은 다시마나 가다랑어포를 우려낸 국물이다. 한국은 다시마, 무, 멸치, 조개, 소고기 등을 이용해 우려낸다.

이것은 다시마 안의 글루탐산이라는 아미노산과 가다랑어포 안의 이노신산이라는 아미노산이 어우러져 감칠맛을 내기 때문이다. 이 맛국물을 먹어 본 사람이라면 모두 맛있다고 감탄한다.

거기에 조미료로 맛술과 간장을 더한 것이 일본 요리의 기본이다. 맛술은 쌀이 발효되어 만들어진 아미노산이, 간장은 콩이 발효되어 만들어진 아미노산이 감칠맛을 더한다.

결국 다시마나 가다랑어, 멸치 등에 쌀과 콩의 감칠맛을 조화롭게 더한 것이다.

우리는 수많은 아미노산의 감칠맛을 최고의 기술로 이용해왔고, 선인들에게서 물려받은 '감칠맛 내는 기술'을 제대로 답습할 의무가 있다. 그런데 지금 많은 주부들이 화학조미료인 글루탐산나트륨(글루탐산소다)이란 한 가지 아미노산만을 대량으로 사용해 감칠맛을 내려 한다.

뿌리기만 하면 요리에 '감칠맛'이 더해지는 화학조미료를 생각해 낸 것이다. 그 위험성도 제대로 알지 못한 채 마구 사용하고 있다. 하지만 본래 맛국물은 이미 즉석식품이다. 다시마를 물에 넣고 끓여 국물을 우리고 거기에 가다랑어포를 넣는 것만으로도 간단하면서도 더할 나위 없이 맛있는 맛국물이 완성된다.

요리책에서는 다시마를 끓기 직전에 건져 내라고 하지만 가정 요리에서는 그럴 필요 없다. 된장국에는 다시마를 잘게 잘라 넣고 그대로 건더기로 먹으면 된다. 가다랑어포도 마찬가지다.

화학적인 조미료를 사용할 필요가 어디에도 없다.

집밥이야말로 지혜로운 식생활 표본

맛국물뿐만 아니라 본래 전통적인 식사에는 인스턴트적인 요소가 많다.

생선은 굽든가 조린다. 혹은 회로 먹는다. 채소도 볶거나 삶는 정도고, 나머지는 자연 가공식인 두부, 유부, 어묵 등을 잘 이용하며, 여기에 집에서 직접 담근 장아찌를 내는 정도다.

저장성이 좋은 반찬이나 장아찌 등의 발효 식품을 도입함으로써 건강하면서도 번거롭지 않은 식생활 스타일을 구축해 왔던 것이다. 결국 가정 요리에 손이 많이 가게 된 것은 반찬 수가 많아진 전후 때의 일이다. 전쟁 전에는 조상의 지혜가 담긴 간단한 자연식을 먹었다. 하지만 이런 훌륭한 식문화를 알지 못하는 사람들이 점차 증가했다. 이것은 학교 교육에도 문제가 있다.

음식이라는 것은 역사나 전통문화로 후대에 쉽게 전해진다. 따라서 우리의 음식 문화를 돌아보자는 것이다.

선조들은 오래전부터 어떻게 식사를 해 왔는지, 후대에 무엇을 전하려고 했는지, 그리고 무엇이 전해졌는지.

이러한 궁금증을 풀어 나가다 보면 단순히 음식에 대한 이해를 넘어서 더 넓고 깊은 것을 알게 된다.

우리의 훌륭한 문화는 무엇이고, 선조들은 어떤 식생활을 해 왔고, 현재 우리에게 어떻게 이어져 내려왔는지도 모르는 사람들이 외국인들과 과연 대등하게 문화에 대해 이야기하고 교류할 수 있을까.

상대와 대등한 관계에서 교류가 가능한 것은 든든한 토대가 있을 때에야 비로소 가능하다. 자아 확립의 기초는 음식이다.

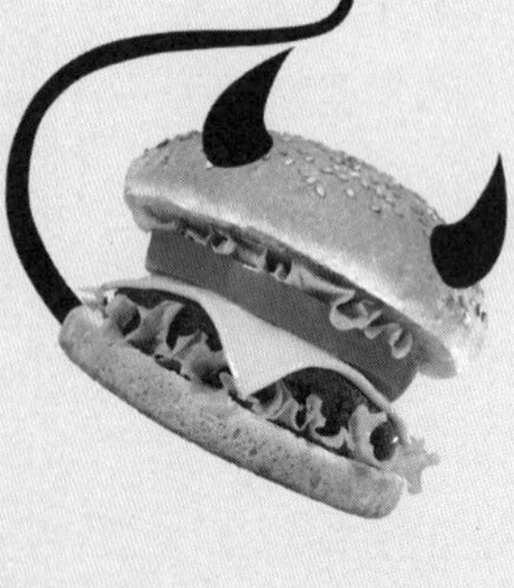

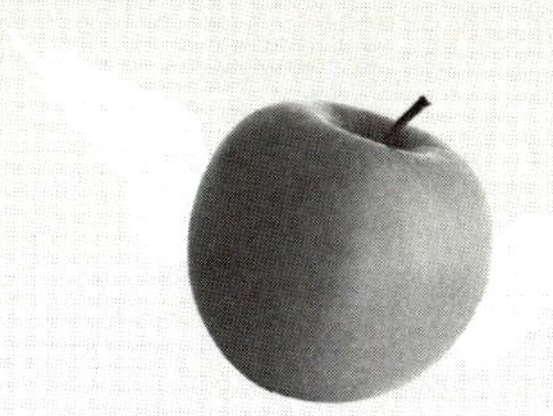

제8장

패스트푸드는 자멸의 길

패스트푸드 비즈니스 모델

일본 맥도날드의 실적은 창업 이래 가장 심하게 곤두박질치며 최악의 침체를 보이고 있다.

상업적인 의미에서 그들이 지금까지 꾸준히 수익을 올린 것은 경이로운 일인데, 사실 몇 번의 전환점이 있었다. 그중 가장 결정적이었던 것이 햄버거의 값을 대폭 낮춘 일이었다.

그때까지 햄버거 1개의 값은 200엔 정도였는데, 그것을 100엔으로 책정했다. 햄버거 1개당 이익을 대폭적으로 낮추자 전체 매출이 큰 폭으로 증가했다.

일본 맥도날드는 이러한 결과를 미리 읽었던 것 같다.

즉 200엔의 햄버거를 100엔으로 낮추면 그때까지와는 비교도 되지 않을 만큼 많은 사람들이 구매할 것이라고 예측했던 것이다. 그리고 그 결과는 예상대로 맞아 들었다.

햄버거 한 개에 드는 비용은 고정비와 광고비로 크게 변하지 않아서 판매량이 증가하면 증가할수록 그 자체로 수익은 커진다. 많은 사람이 구매할 것이라는 예상에서 나온 수익 모델을 철저히 분석한 정책이었다.

하지만 원재료에 부패한 육류가 사용되고 위험한 물질이 혼입되었다는 뉴스가 잇따라 터지면서 최근 그 매출이 급격히 떨어지고 있다.

엄청난 양의 햄버거가 팔릴 것을 가정하고 나온 수익 모델이지만 최근에 판매량이 예측에 미치지 않게 되었다. 그렇다고 해서 지금 다시 햄버거 값을 올릴 수도 없는 노릇이다. 자칫 잘못하면 단숨에 수익 모델은 무너지고 곧 적자로 돌아설지도 모른다.

이는 구매자가 줄면 성립하지 않는 모델이다.

소비자의 구매 행동에 따라 수익이 유지되기 때문에 구매하지 않으면 단숨에 붕괴의 길로 치닫게 되는 대표적인 사례로 꼽을 수 있다. 하지만 이러한 현상이 오직 맥도날드에 국한된다고 할 수 없다. 지금 패스트푸드를 판매하는 많은 프랜차이즈 음식점은 너 나 할 것 없이 이 수익 모델을 따라 비즈니스를 해 왔다.

맥도날드만이 터무니없는 일을 해 온 것처럼 보일지도 모르지만, 다른 회사들도 별반 다르지 않다. 그 값에 제대로 된 음식을 먹을 수 있다고 기대하는 우리가 더 이상한 것이다.

소비자는 위기가 일어나거나 그러한 사례가 표면화되었을 때에야 비로소 생각해 볼 게 아니라, 사태가 발생하기 전에 이 구조가 무엇을 의미하는지를 먼저 생각해 보아야 한다. 즉 먹을거리는 **'저렴할수록 좋다.'라는 생각을 버려야 한다**는 것이다.

현실적인 문제로 인해 우리는 한 끼 식사를 햄버거로 때운다. 성실한 생산자가 만든 것은 값이 비싸서 먹지 않는다. 무수한 사람들이 이 같은 선택을 한다면 맥도날드만 엄청난 수익을 올리도록 도와주고, 우수한 생산자는 우리 손으로 내치는 꼴이 된다. 한시라도 빨리 이를 자각해야 한다.

우리에게 양질의 먹을거리를 제공하는 사람들을 잃지 않도록 우리는 제대로 된 먹을거리를 먹어야 한다.

패스트푸드는 먹을 수 있는 음식인가

물론 맥도날드를 비롯한 패스트푸드 기업에도 성실하고 우수한 직원이 많다. 그들은 훌륭한 시스템을 만들고 판매 계획을 세웠다. 하지만 자신이 하고 있는 일이 나쁜 일이라는 자각이 없다. 필사적으로 고안해 낸 비즈니스 모델을 성실히 수행하고 있을 따름이다.

그런데 이 비즈니스 모델의 참모습은 무엇일까.

그들은 음식 업에 종사하는 것이 아니라 **부동산업**을 하고 있다고 스스로 공언한다.

일례로 재개발 직전의 인적이 뜸한 작은 마을 한구석에 맥도날드가 지점을 냈다고 가정해 보자. 그러면 그 거리에 오가는 사람들이 많아지며 상업지로서 가치가 뛰고 땅값도 치솟는다.

이후 그 토지를 취득했을 때보다 훨씬 더 비싼 값으로 가맹점에 판다. 그 막대한 수익으로 회사를 운영하는 것이다. 따라서 그들에게 햄버거는 어디까지나 수익을 올리는 하나의 도구에 지나지 않는다. 사실 무엇을 팔든 상관없었던 것이다. 햄버거를 팔고 싶은 마음이 있기보다는 그저 편리한 도구였기 때문에 판 것이다. 음식은 누구에게나 필요하니 말이다. 게다가 음식인데 썩지도 않는다.

일본에 최초로 햄버거 체인점이 오픈한 것은 1971년의 일이다. 긴자 미쓰코시의 한 모퉁이에서 문을 열어 엄청난 화제를 불러일으켰다.

당시 일본 맥도날드 사장은 자신의 어록집을 출간했다. 거기에는 다음과 같은 구절이 있다.

'국제적인 경쟁력을 갖고 싸워 이기기 위해서는 먼저 체력을 길러야 한다. 내가 햄버거 사업을 시작한 것은 일본인의 체질을 바꾸기 위해서다. 일본인이 고기와 빵으로 만든 햄버거를 앞으로 천 년쯤 꾸준히 먹는다면 우리도 하얀 피부에 금발의 인간이 될 것이다. 나는 햄버거를 통해 일본인을 금발로 개조하려는 것이다.'

그 말을 환영이라도 하듯 일본인은 기꺼이 햄버거를 받아들였고, 지금은 국민 음식이 되었다. 동시에 감자튀김과 콜라를 더한 세트 메뉴까지 만들면서 열악한 한 끼 식사가 어찌됐든 완성됐다.

물론 무턱대고 햄버거를 먹지 말라는 것이 아니다. 나 또한 햄버거를 먹는다. 단지 전통 방식으로 만든 것만을 먹을 뿐이다. 결코 햄버거 자체가 나쁘다고 생각하지는 않는다.

단지 그 속이 문제다. 사용하는 원재료는 무엇인가, 가공은 어떤 방법으로 하는가 등을 종합적으로 살펴보고, '**그것은 먹어도 되는 음식인가?**'라는 시각으로 따져 보지 않으면 안 된다. 물론 그것은 햄버거에만 한정된 이야기는 아니다.

패스트푸드는 우리가 먹을 만한 가치가 있는 식품인가. 햄버거 체인점뿐만 아니라 대개의 패스트푸드 체인점이 온전히 음식업에 종사하는 것이 아니라 다른 어떤 것으로 수익을 올리고 있다는 사실을 소비자는 제대로 인식해야만 한다.

일본 맥도날드가 여기까지 발전할 수 있었던 것은 소비자가 그만큼 힘을 보태 주었기에 가능했다. 그들만의 노력으로는 절대 얻을 수 없는 성공이었음을 깨달아야 한다.

대부분의 패스트푸드 체인점의 임원들은 자신들이 판매하는 음식물에는 그리 관심 갖지 않는다. 무엇을 팔고 있는지조차도 모르는 사람이 많다. 햄버거용 빵이 어떤 원료로 만들어지고, 패티에는 무엇이 사용되는지 잘 모른다. 아니, 관심조차 없다.

음식 업을 하는 것이 아니기에 비난도 할 수 없다. 이제 소비자 스스로 먹을거리에 대해 조금 더 관심을 가지지 않으면 아무것도 달라지지 않는다.

전염병을 일으키는 식량 생산 방식

현대 인류의 평균수명이 비약적으로 늘어난 데는 의과학의 발달이 있었다. 특히 한꺼번에 수많은 인명을 빼앗아 온 감염증은 거의 극복해 냈다고 볼 수 있다. 결핵이나 에이즈 등은 아직 해결할 부분이 있지만, 대부분의 감염증은 예방이 가능해졌다.

하지만 이러한 시대를 맞이해도 여전히 세계적인 감염증의 유행이 우려되고 있다. 바이러스가 조류 인플루엔자나 구제역 등 인간 외의 동물을 통해 퍼지는 감염증이 걱정이다.

사실 이것은 의료 문제라기보다 **식량 생산의 문제**라고 볼 수 있다. 식량을 생산하는 과정에 문제가 생겨 발생하는 병이기 때문에 지금과 같은 식량 생산 방식을 이어간다면, 아웃브레이크 Outbreak ; 한정 범위 내에서 뜻밖의 감염증이 다발하는 것를 제어할 수 없는 날이 반드시 올 것이다.

미국의 식육 생산자들은 '이것은 일어날지 말지의 문제가 아니다. 언제 일어나는가, 그것이 문제다.'라고 말할 정도다.

그들은 식육 생산 과정에 중대한 문제가 있음을 경고한다.

지금 소나 돼지, 닭 같은 식용 동물을 키우는 데 사용되는 곡물 사료의 대부분은 옥수수다. 하지만 모든 동물이 옥수수를 좋아해서 먹이는 것이 아니다. 그럼 왜 옥수수를 먹이는 걸까? 왜냐하면 옥수수는 대량으로 생산할 수 있고, 고과당 시럽을 만들 수 있을 만큼 당도도 높고, 옥수수기름을 짤 만큼 다량의 유분도 함유하고 있기 때문이다. 심지어 옥수수 사료에 성장 촉진 호르몬까지 섞어서 먹인다.

이런 것을 먹은 동물은 비정상적인 크기로 성장한다. 결국 경제 효율성이 올라간다.

그런데 동물들은 본디 맞지 않는 먹이를 억지로 먹기 때문에 몸이 약해져서 감염증에 쉽게 걸린다. 그러다 보니 먹이에 다량의 항생 물질을 섞어 준다. 바로 여기에 문제가 있다.

인플루엔자 바이러스는 먹이에 섞인 항생 물질에 대한 내성을 갖기 시작한다. 이 바이러스는 점차 변화하고 어떤 항생 물질로도 억제할 수 없는 강력한 바이러스로 진화해 간다.

바이러스도 생존을 위해 순식간에 변하는 것이다. 이렇게 저항력을 가진 새로운 바이러스가 연이어 등장하는 오늘날, 식육 생산자들은 '이대로라면 파멸한다.'라고 외치며 그 위험성을 경고하고 있다.

이러한 상황에서 어떻게 해야 좋을까?

지금까지 주장해 왔던 것처럼 식사법을 통해 바꿔야 한다. 육식의 섭취 비율이 높은 식문화가 계속 이어진다면 그것을 지탱하기 위해 식육을 생산해야만 하고 결국 모두가 파탄에 이르고 말 것이다.

사실 우리는 동물성 단백질을 그리 많이 필요로 하지 않는다. 곡물이나 콩류로 아미노산을 충분히 얻으면 스스로 필요한 단백질은 생성해 낼 수 있기 때문이다. 이러한 사실을 이해하고 자신이 어떤 식으로 먹고 있는지 반성하며 육식 섭취 비율을 더 낮추면, 몸도 건강해지고 지구 환경도 유지하는 데 공헌할 수 있을 뿐만 아니라 세계적인 전염병도 미연에 막을 수 있다.

만일 이러한 문제를 해결할 좋은 방법만 있다면 관심을 가지고 실천하려는 사람이 많아질 것이다.

내 주변에도 내가 권하는 식사법을 실천하는 사람들이 많다. 그들은 입을 모아 말한다. '일단 내 몸이 건강해졌다.', '그리고 가족도 건강해졌다.', '하물며 식비가 줄고 요리도 간단해졌다.'라며 장점을 늘어놓는다. 따라서 더 많은 사람이 더 빨리 이 사실을 깨닫고 지금까지의 식사 방식을 바꿔 가길 바란다.

이러한 식사법을 실천하는 데 있어 걱정거리는 단 두 가지뿐이다. 하나는 식품 제조로 기득권을 쥐고 있는 개인 또는 기업의 저항, 다른 하나는 과거의 영양학에 의지하며 기득 권익을 유지하는 개인 또는 단체의 저항이다. 그들은 미래를 보지 못한다. 어떤 시대든, 변화를 추진할 때 기존의 것들을 타파하지 않고는 흐름을 바꾸기가 어렵다.

가치 있는 것에 돈을 쓰자

제1장의 앞부분에서 소개했듯이 일본의 연간 국민 의료비는 40조 엔을 육박하고 있다. 국가 예산인 일반 회계 예산은 약 96조 엔으로 그 가운데 약 50조 엔을 세금에서 충당하는데, 국민 의료비에 필적하는 금액이다.

이것이 정말로 올바른 국가의 모습인가.

우리가 만일 제대로 된 식생활을 위해 돈을 쓰고 이를 실천에 옮긴다면 우리 사회는 크게 달라질 것이다.

자신이 먹는 것에 정당하게 돈을 낸다는 의식이 차츰 확산되면, 이들을 만족하게 하기 위한 음식이 저절로 만들어질 것이다.

유기농 채소, 가공도가 낮은 무첨가 식품 등 몸을 살리는 음식을 원하는 사람이 많아지면 우리 주변에 그런 것들이 많아질 것이다. 시장은 결국 소비자가 원하는 것을 제공하는 방향으로 움직인다.

지금 일본의 유기 농산물 비율은 전체에서 0.18%로, 1%에도 미치지 못한다. 그런데 종래의 농약이나 화학 비료로 재배하는 농가에 유기농 재배로 옮겨갈 의사가 있는지를 묻는 설문 조사에서 32%가 '그렇다.'라고 답했다.

우리 국민이 유기농 먹을거리를 열렬히 원한다면 지금 당장이라도 약 30%의 농가가 유기농 재배법으로 전향할 가능성이 있다. 그런데 지금 이루어지지 않는 것은 소비자가 그만큼 강렬하게 원하지 않기 때문이다. 또는 원하고는 있지만 행동하지 않기 때문이다.

자, 보다 강하게 원하고 행동하자. 이런 변화를 통해 제대로 된 식품을 저렴하게 얻을 수 있는 사회가 실현될 것이다.

경영자도 의식을 개혁해서 직원의 건강을 지키기 위해 직원 식당을 만들어야 한다. 실제로 미국의 구글사는 직원 식당에서 유기농 식재료만을 사용한다. 유기농 레스토랑에서 수련한 주방장들이 자존심을 걸고 고급 기술로 맛있는 식사를 제공한다. 거래처 사람들이 일부러 점심시간에 맞춰 방문할 만큼 모두가 즐길 수 있는 식사가 나온다. 일본에도 이런 선견지명이 있는 경영자가 꾸준히 등장해서 이곳저곳의 직원 식당이 크게 변하면 좋겠다. 야근하는 아버지와 함께 식사하기 위해 가족이 직원 식당을 방문해 함께 식사를 즐기는 라이프 스타일도 좋지 않을까.

문제는 바로 우리의 의식이다.

'먹는 것이 나를 만든다.'라는 말이 있다. 편의점 도시락이나 패스트푸드, 햄버거를 먹는다면 고작 그런 인간밖에는 될 수 없다. 만일 자존감 있고 자신의 가치를 믿는 사람이라면 그런 저급한 식품을 입에 대지 않을 것이다. 자신의 가치를 떨어뜨리는 일이기 때문이다. 그런 수준의 식사를 꼭 해야 하는지 생각해 보자.

우리는 한 달간의 휴대 전화 통신료로 몇 만 원을 지불하고, 놀이공원에서 하루를 즐기기 위해 몇 만 원이나 되는 돈을 쓰기도 한다. 어디에 돈을 쓰든 저마다의 기준이 있겠지만, 자신의 몸에 도움이 되는 식생활을 유지하는 데 얼마나 쓰고 있는지도 돌아보면 좋겠다. 좋지 않은 식습관을 개선하는 것이 무엇보다 중요하다.

BMW를 타고 편의점에서 컵라면을 사 먹는 사람, 대저택에 살면서 편의점 도시락을 먹는 사람……. 뭔가 이상하지 않은가.

어디에 돈을 쓸 것인지 신중하게 생각하고 실행하지 않는다면 돌이킬 수 없는 재앙을 초래할 수 있다.

음식에 투자하라

가장 먼저 해야 할 것이 의식을 바꾸는 일이다. 의식을 바꾸면 쓸데없는 데 돈을 쓰지 않게 되므로 수입이 낮아도 어떻게든 살아갈 수 있다.

의식을 바꾼 뒤 행동이 바뀌면 좋다. 하지만 먼저 행동부터 바꾸는 방법도 있다. 우선 편의점 식품을 먹지 않는다, 패스트푸드점에 가지 않는다, 컵라면을 먹지 않는다, 이런 가능한 것부터 실천해 보는 것이다.

돈은 어디에 투자해야 할까?

우리는 식사라는 것을 단순히 소비로 생각해서는 안 된다. 먹을거리에 돈을 쓰는 일은 소비가 아닌 투자다.

화학조미료 범벅의 가공식품만 먹으면 신체의 미네랄 균형이 깨져 면역력이 저하되는 동시에 순발력과 지구력도 사라진다. 결국 병에 걸리기 쉬워지고 끝까지 버텨 내지 못하게 된다.

그런 인간이 과연 제대로 된 실적을 쌓을 수 있을까. 따라서 편의점의 도시락이나 반찬, 패스트푸드 체인점이나 패밀리 레스토랑의 식사 같은 것은 단순한 소비일 뿐이지 결코 투자가 될 수 없음을 명심해야 한다. 이런 식사에 돈을 쓰는 것은 소비는커녕 낭비다. 하지만 음식의 질이 높으면 그것은 투자가 된다. 투자인 이상 수익을 예측할 수 있다. 자신이라는 자산은 투자할수록 반드시 그만큼의 수익을 얻을 수 있다.

우리가 살아가는 데 중요한 최고의 자산은 바로 자기 자신이라는 사실을 알아야 한다. 자기 자신이 없다면 이 세계는 존재하지도 않는다.

세계의 근본인 '나'라는 자산에 투자함으로써 수익을 얻을 수 있다. 그 투자의 첫 번째가 바로 식사다.

식사로 자신의 수준을 높이고 유지해야 비로소 다음의 자산을 낳는다. 그것은 또 무한으로 새로운 자산을 낳는다. 그렇기 때문에 식사의 질이 요구되는 것이다.

지금까지 우리가 풍요로움의 상징이라고 생각해 온 것들은 진실로 행복을 안겨 주었을까.

어쩌면 그저 환상을 끌어안고 살아온 것일지도 모른다.

산업 혁명 이후 200년간 한 방향을 향해서 맹렬한 속도로 발전하고 달려 온 결과가 지금이다. 그런데 그 방향성은 정말로 옳았던 것일까. 무엇이 진정한 풍요로움인지 다시 생각해 보면서 이제부터라도 방향을 다시 설정하면 좋겠다.

일각에서는 지금까지의 모습이 결코 옳지 않다는 사실을 자각하기 시작하면서 생활 방식을 바꿔 가려는 움직임이 나타나고 있다.

이런 변화를 가속적으로 진행하기 위해서는 올바른 정보를 서로에게 정확하게 전달해야 한다.

글을 마치며

일본의 병원 가운데 70%는 적자라는 사실에 큰 충격을 받았다. 알고 지내는 의사에게서 그 이야기를 들었을 때 믿기가 어려웠다. 연간 40조 엔에 이르는 거액의 의료비를 지출하는 이 나라의 의료 기관이 적자라면, 대체 그 돈은 어디로 흘러가는 것일까. 이 나라의 구조적 문제를 충분히 짐작할 수 있다.

곧 다가올 '2025년 문제'에 대해 알고 있는가? 인구 구조상 가장 큰 비중을 차지하는 세대는 '단카이 세대團塊世代'다. 이들은 제2차 세계 대전 이후 태어난 일본의 베이비붐 세대로, 일본 전체 인구의 5.4%를 차지한다. 2025년이 되면 이들이 후기 고령자 즉 75세 이상에 접어든다. 현재도 고령자가 사용하는 의료비는 전체 의료비의 55%로 앞으로 비중이 더 커질 가능성이 있다.

그 다음으로 기다리고 있는 것이 '2040년 문제'다. 최악의 상정으로는, 이 해에 의료, 간병 관련 종사자의 수가 전체의 25%에 육박할 가능성이 있다. 국가가 정상적으로 유지할 수 있는 수준을 훨씬 넘긴 숫자다.

먼 미래의 일이라고 안이하게 생각해서는 안 된다. 10~25년 뒤에는 현실이 될 것이다. 무작정 기다리고 있을 수만은 없다. 이대로 방치하면 틀림없이 국가 존망의 위기를 맞이하게 된다.

독자 여러분이 '이러면 먹을 것이 없다.'라는 반응을 보일지도 모르겠지만 사실은 그렇지 않다. 먹을 게 없다는 생각은 '나는 변하지 않겠다.'라는 것을 전제로 했을 때 나온다. 우리가 진실로 충실한 인생을 보내고 싶다면 '나는 변하겠다.'라고 결심하는 것이 가장 중요하다.

인생이 길다고 좋은 것도 아니고, 재산이 많다고 만족스러운 것도 아니다. 건강하지 않으면 사명을 다할 수 없고, 당연히 충족감도 낮아질 수밖에 없다.

'일단 변한다!'

이 메시지를 가슴에 품고 인생의 질을 높이기 위한 여행을 떠나 보자. 여행하는 여러분과 만날 수 있기를 기대하며…….

기후 현 오가키에서 잔뜩 흐린 하늘을 바라보면서

미나미 기요타카